丰盛正骨

主编　齐越峰

全国百佳图书出版单位
中国中医药出版社
·北 京·

图书在版编目（CIP）数据

丰盛正骨 / 齐越峰主编 . — 北京 : 中国中医药

出版社 , 2023.5

ISBN 978 – 7 – 5132 – 8098 – 3

Ⅰ . ①丰… Ⅱ . ①齐… Ⅲ . ①正骨疗法 – 经验 –

中国 – 现代 Ⅳ . ① R274.2

中国国家版本馆 CIP 数据核字 (2023) 第 052655 号

中国中医药出版社出版

北京经济技术开发区科创十三街 31 号院二区 8 号楼

邮政编码　100176

传真　010-64405721

鑫艺佳利（天津）印刷有限公司印刷

各地新华书店经销

开本 710×1000　1/16　印张 14.25　字数 246 丁字

2023 年 5 月第 1 版　2023 年 5 月第 1 次印刷

书号　ISBN 978 – 7 – 5132 – 8098 – 3

定价　97.00 元

网址　www.cptcm.com

服 务 热 线　010-64405510

购 书 热 线　010-89535836

维 权 打 假　010-64405753

微信服务号　zgzyycbs

微商城网址　https://kdt.im/LIdUGr

官 方 微 博　http://e.weibo.com/cptcm

天猫旗舰店网址　https://zgzyycbs.tmall.com

《丰盛正骨》编委会

主　编　齐越峰

编　委　鲍树仁　赵兴玮　李承环

　　　　郑移兵　佟　云

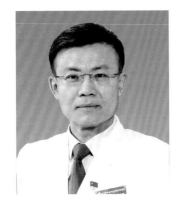

齐越峰，蒙古族，1971年6月出生，中共党员、医学博士、主任医师、硕士研究生导师，北京市第五批非物质文化遗产代表性项目"丰盛正骨"代表性传承人、"清宫正骨"流派学术传承人，第六批北京市级中医药专家学术经验继承工作指导老师。现任北京市丰盛中医骨伤专科医院院长、骨伤科学科带头人。获首都中青年名中医、北京市复合型中医药学术带头人、北京市中医管理局"125"人才、北京市西城区"百名英才"称号。为全国五一劳动奖章获得者，北京市第十三届、十四届政协委员，北京市总工会十三大、十四大代表。兼任中华中医药学会骨伤科分会委员、北京中医药学会第十二届理事会常务理事、北京中医药学会第四届骨伤科专业委员会副主任委员、北京中西医结合学会骨伤科专业委员会委员。

1994年从事骨伤科临床工作，2002年获中医骨伤科博士学位，师从全国首届名中医、"清宫正骨"流派代表性传承人孙树椿教授。临床中遵循"手法复位、功能至上"的治疗理念，突出中医骨伤特色，擅长骨关节损伤、脊柱相关疾病的手法治疗，尤其对骨折闭合复位、脊柱和关节损伤有深入研究。曾主持10余项科研课题，获得省市级科学技术进步奖3项，发表论文20余篇，主编及参编专业图书6部。

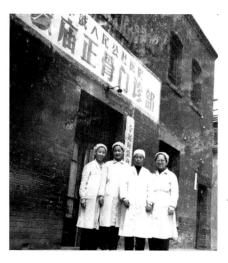

医院骨伤科前身
——宏庙正骨门诊部旧照

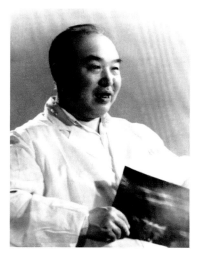

▲ 丰盛正骨第一代传人董万鑫先生

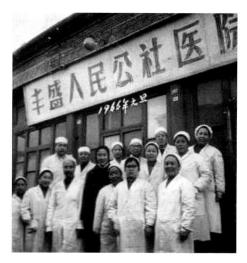

▲ 医院前身——丰盛人民公社医院旧照

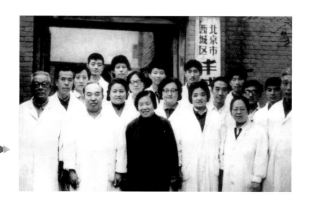

丰盛正骨前辈合影，▶
前排左二为董万鑫先生

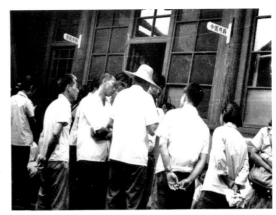

老照片：等待就诊的患者和家属

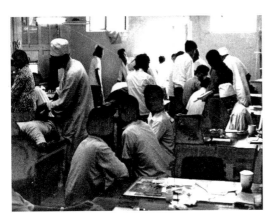

▲ 老照片：繁忙紧张的骨伤科诊室

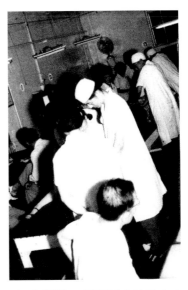

▲ 老照片：骨科医生诊治患者

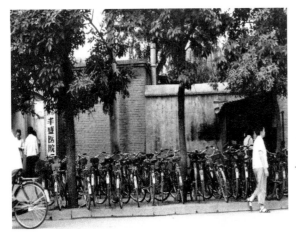

◀ 20世纪60年代的
丰盛医院正门

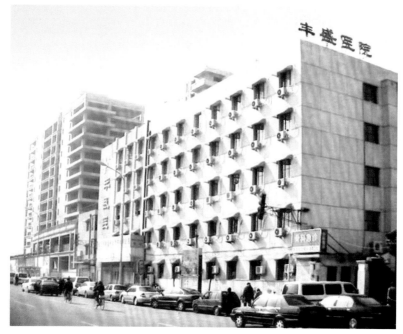

▲ 丰盛医院在20世纪80年代旧址建楼，位于太平桥大街45号

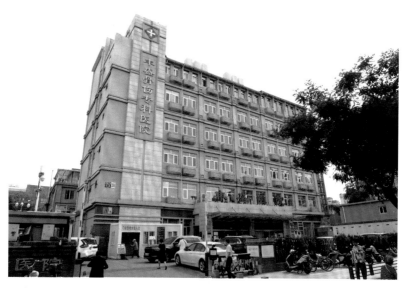

▲ 丰盛医院现名为丰盛骨伤专科医院，位于阜内大街306号

"丰盛正骨"发于民间，其正骨技艺源自百年之前老北京西城地区的"宏庙正骨"，创始人董万鑫年少时即在启德堂诊所师从"宏庙正骨"陈树卿老先生，尽得正骨真传。20世纪60年代，丰盛医院（丰盛骨伤专科医院前身）成立，董万鑫先生受命组建骨伤科，他在不断研习骨伤技术的同时，还培养了一批骨伤传人，至此，丰盛骨伤雏形已显现。60年来，丰盛骨伤历经六代传承，正骨技术不断创新，在继承《医宗金鉴·正骨心法要旨》的基础上，总结提炼出以"摸、拉、提、按、推、挤、扣、接"为主要技术特色的八种接骨技法；强调骨折治疗应注重整体，形成了"稳准轻巧、内外兼治、筋骨并重、功能至上"的正骨学术特色；总结了很多行之有效的套路正骨手法，如治疗锁骨骨折的"架肩三法"、治疗踝关节骨折的"四步正踝法"等，凸显了正骨手法的灵巧和精妙。丰盛骨伤一直沿用硬纸夹板作为外固定器具，具有弹性固定、轻便透气、量体裁剪的特点，在四肢骨折的固定方面优势明显。丰盛骨伤作为京城骨伤流派中的重要组成部分，服务大众，赢得了良好口碑，闻名京城！

中医骨伤学是在中医学理论的指导下，研究人体运动系统损伤和疾病的预防、诊断、治疗及康复的一门学科。丰盛骨伤长期以来一直坚持走中医正骨之路，历代传承人或口传心授，或拜师学习，将正骨技术和硬纸夹板外固定系在实践中日臻完善。现今国内骨折治疗，手术风气日盛，丢掉了中医"功能对位、相对固定"的优势，非常可惜。此虽不乏利益所趋者，然亦与正骨手法应用信心不够、技术能力不足以及骨折治疗风险较高有关。

我的学生齐越峰作为清宫正骨流派的学术继承人，颖悟好学，博士毕业后即到丰盛中医骨伤专科医院工作，研习丰盛正骨技术已有20年，多以妙手起沉疴，屡获赞誉。今其与丰盛正骨诸位同道秉中医正骨之初心，积丰盛骨伤百年之沉淀，编著了《丰盛正骨》一书，总结整理了丰盛正骨治疗骨折的精髓。该书深入浅出、图文并茂，彰显了骨折中医治疗之思想与技巧。相信该书付梓，必能对中医正骨技术的传承受益良多！受托作序，欣然命笔！

首届全国名中医

2023年3月1日

前言

"百年宏庙正骨，六十年丰盛骨伤。"

"丰盛骨伤"起源于老北京西城地区的"宏庙正骨"，历经百年沧桑，从陈启老先生肇始，以拜师带徒、口传心授，后陈树卿传于董万鑫老医师，历经六代传承，培养弟子数十人，形成了特色鲜明、技艺精湛的"丰盛正骨"骨伤品牌，成为国家级中医重点专科、国家中医药管理局首都区域重点专科，闻名京城。

"丰盛骨伤"始终坚持遵循中医骨伤"稳准轻巧、内外兼治、筋骨并重、功能至上"的正骨学术思想，总结整理了"摸、拉、提、按、推、挤、扣、接"八种正骨技法，以量体裁剪、轻便舒适的硬纸夹板为外固定器具，以"接骨丹""跌打正骨膏"促进伤肢消肿止痛接骨续筋，以"筋骨并重，尤重治筋"为骨折后期肢体关节康复的主要原则，形成了在骨折整复、固定、用药、功能锻炼一体化的丰盛骨伤治疗模式，在闭合性骨折复位外固定治疗上独树一帜。

编写一部体现"丰盛骨伤"特色，展现丰盛骨折治疗技术的骨伤科专著是丰盛几代人的夙愿。本书在齐越峰院长和丰盛骨伤诸位同仁的共同努力下，历经几个寒暑终于完成书稿的编写。全书分为上篇和下篇：上篇一～三章，介绍丰盛骨伤的传承和发展；下篇四～七章为临床治疗篇，其中第四章、第五章侧重于骨折复位和固定理论的阐述，第六章和第七章则针对常见部位骨折的手法复位外固定技术进行深入讲解。本书力争体现丰盛骨伤治疗骨折的技术原貌，专家点评突出临床中骨折整复的多种技法和注意事项，临床实用性较强。对于硬纸夹板的制作和手法操作更是配以照片，直观易懂、便于掌握。

在本书的编撰过程中，丰盛骨伤老医师的各位学术经验继承人积极参与编写及图片拍摄，在此一并感谢！由于作者水平有限，加之对丰盛正骨技术领悟还不够深，书中难免有疏漏，不当之处尚祈赐教。

本书付梓之际，首届全国名中医、中国中医科学院首席研究员孙树椿教授特为作序，给予鼓励，谨致以衷心感谢！

编者

2023年3月18日

目录

上篇

丰盛骨伤的传承与发展

第一章

丰盛医院的历史沿革

　　1960年4月1日，丰盛人民公社医院成立，主要以丰盛联合诊所为主体，同时吸收丰盛地区有专长的私人诊所（如宏庙骨科、羊肉胡同中医外科）及个体开业医组成。医院设有中医骨科、中医内科、中医外科、妇产科、针灸科、口腔科、透视室，隶属于西城卫生局和丰盛街道办事处。董万鑫老先生师出宏庙正骨，早年在启德堂悬壶，丰盛医院成立后他担任中医骨伤科主任。董万鑫老先生作为丰盛骨伤的主要创始人，同张家骐等骨伤科老前辈在不足40平方米的诊室中，精研中医正骨术，为骨伤病患者诊疗，积累了丰富的临床经验，尤其是丰盛骨伤技术中的特色——硬纸夹板固定闭合性骨折技术，更是在京城独树一帜。1964年，丰盛人民公社医院改名为丰盛街道医院。1969年4月，医院迁至太平桥大街45号，中医骨科成为医院特色科室。20世纪70年代，丰盛医院中医骨伤特色在北京已经小有名气。1979年，丰盛街道医院改名为西城区丰盛医院。1994年12月，北京市西城区卫生局批准丰盛医院为"一级甲等医院"。2003年1月，医院通过北京市中医管理局验收，批准为"二级甲等中医专科医院"，更名为北京市丰盛中医骨伤专科医院。2005年12月，医院为配合金融街地区拆迁改造，迁至新址阜内大街306号。同年，医院的中医骨伤科被北京市中医管理局批准为"北京市重点中医专科"。2012年，医院的中医骨伤科被国家中医药管理局列为"十二五"骨伤重点专科建设单位，2017年，医院的中医骨伤科获批首都区域重点专科及国家中医重点专科。丰盛骨伤凭借正骨术、固定术，尤其是开创硬纸夹板外固定治疗闭合骨折的特有方法，成为燕京骨伤学术流派的重要组成部分。2021年，"丰盛正骨"获批北京市第五批非物质文化遗产保护项目。2022年骨伤科获批北京中医药"十四五"重点专科。

　　丰盛骨伤以"宏庙正骨"为基础，经过多年的传承与创新，已经形成了一套具有自身特色的中医骨伤科诊疗体系，形成了"丰盛正骨"的学术体系，目前拥有三个国家级中医药传承工作室或站（鲍树仁全国基层名老中医药专家传承工作室、清宫正骨流派北京丰盛工作站、天池伤科流派传承工作室二级工作站），三个北京中医药薪火传承"3+3"工程基层老中医建设传承工作室。

医院多年来始终坚持传承中医、发展中医的办院方针，在60年的医院发展历程中，始终秉承"平民思想"，践行着"医乃仁术""仁和精诚"的理念，为患者提供"简、便、验、廉"的中医诊疗服务，形成了独具特色的丰盛正骨手法、外固定器具和疗伤药物，以其精湛的传统中医骨伤治疗技术享誉京城。

第二章

丰盛骨伤的形成和发展

一、萌芽时期（20世纪50年代之前）■■■

丰盛骨伤学术思想萌芽于"宏庙正骨"，这个时期的代表人物是陈启，其对丰盛骨伤的主要贡献体现在接骨手法和疗伤药物两个方面，其传授技艺于陈树卿，后者在西城区宏庙胡同开设启德堂诊所。董万鑫于1933年跟随陈树卿老中医学习中医骨科，并熟读《医宗金鉴》《伤科补要》等骨伤科论著，十年后独立开始应诊，擅治各种骨折、脱臼及软组织损伤。

二、形成时期（20世纪50年代初至80年代末）■■■

（一）第一阶段（20世纪50年代初至70年代末）

这个时期的代表人物是董万鑫、张家骐、闫继成、韩绪初、叶静涵、宋立恒、乔振歧等医师。在丰盛联合诊所及丰盛街道医院期间，董万鑫为中医骨科主任，正骨技术日臻成熟。董万鑫深受《医宗金鉴·正骨心法要旨》中"手法者，诚正骨之首务哉"观念的影响，非常重视接骨的手法的运用，对《医宗金鉴·正骨心法要旨》中正骨八法中"接"法的使用技巧颇为娴熟，并不断进行正骨手法的创新。他在治疗下颌关节脱位时将单纯的"按"法，改变成"按、拉、卷、托、撬"几个手法后，复位成功率明显提高；他对锁骨骨折有深入的研究，创新性地提出了"架肩上提法""旋转变位法""牵拉按压法"等复位方法，打破了当时认为锁骨骨折不能解剖对位的观点；他在治疗胫腓骨双骨折时，将"摸法""接法""归挤法""摆动法"结合使用，使骨折对位对线恢复率明显提高；他对采用"抱身旋转复位法"复位肋骨骨折的技术同样颇有心得；他在运用硬纸夹板固定骨折上，创新性地提出了用两套夹板固定的方法，即内用过骨端的小板，外用大夹板再固定，既牢固又不易再错位，解决了移位明显的长管骨不易固定的问题。随着丰盛街道医院逐渐发展，董万鑫与中医骨伤科的张家骐、闫继成、韩绪初、叶静涵、宋立恒、乔振歧等，共同对丰盛骨伤治疗技术进行整理，在伤科治疗药物方面，总结研制出了内服、外用经验方若干。内服药有以下两种：接骨丹，功效为活血化瘀、通经活络；紫金丹，功效为滋补肝肾、壮筋续骨。外用药有以下两种：正骨散，功效为活血化瘀、消肿止痛；骨科熥药，功效为舒筋活血、通经活络。由此可见，此期的正骨手法、复位技术、外固定材料、内外用药等方面都有了进一步的总结和完善，代表着丰盛骨伤学术思想的初步形成。

上篇 丰盛骨伤的传承与发展

（二）第二阶段（20世纪70年代末至80年代末）

这个时期的代表人物是张家骐、隋书义。董万鑫在20世纪60年代后带徒多人，并以举办学习班等形式为医院培养了多名正骨技术人员，这些正骨医师在前辈们口传心授的教授和实践中，逐渐成长为骨伤科的技术骨干。丰盛骨伤在闭合复位治疗骨折中，强调"盖正骨者，须心明手巧，既知其病情，复善用夫手法，然后治自多效"（《医宗金鉴·正骨手法要旨》）。首先，医生自己要做到"心明"，要有心、用心，无心则无法，心不明则法必乱。即要"以心法统手法"，做到"一旦临证，机触于外，巧生于内，手随心转，法从手出"（《医宗金鉴·正骨手法要旨》）。这一时期，在正骨手法运用以及硬纸夹板外固定和内外用药治疗骨折上日臻完备，由隋书义等人总结整理的董万鑫证治经验《董万鑫骨科秘验》一书付梓，标志着丰盛骨伤学术思想已见雏形。

三、成熟期（20世纪90年代初至今）▪▪▪▪

这个时期的代表人物是鲍树仁、陈福林、齐越峰。丰盛骨伤传人如孙昭、刘式明、赵兴玮、石春敏、李承环、房定一、姚家骒等人，在丰盛骨伤学术思想成熟的过程中发挥了重要的承前启后作用；齐越峰、倪前伟、佟云、王红杰等人作为技术骨干，将丰盛骨伤学术思想和治疗技术进行了详细的整理研究。这一时期，丰盛骨伤的传人均已成长为学科带头人和临床专家，他们继承了先辈的学术思想、功法、手法真谛，潜心钻研，师古而不泥古，结合自己的临床经验，对正骨和筋伤手法进行了系统的研究和整理，提出了"稳准轻巧、内外兼治、筋骨并重、功能至上"的骨伤疾病治疗原则。在骨折治疗上，提倡早期复位和硬纸夹板外固定；在正骨手法运用上，提倡"稳、准、轻、巧"；更加注重骨折愈合后的肢体功能恢复，强调不必以增加损伤为代价追求骨折的解剖复位。同时，对硬纸夹板外固定系统进行了详细的生物力学研究，提出了硬纸夹板在外固定上具有"弹性固定、取材方便、随形裁剪、便于塑形、便于功能恢复"的应用特点；在用药上主张内服接骨丹、外用正骨散，内外兼治，以促进瘀去新生、消肿止痛。这些形成了具有丰盛骨伤特点的正骨和筋伤治疗思想。丰盛骨伤学术思想和治疗体系，在这段时间内不断发展，逐渐成熟。

丰盛骨伤学术思想不同于其他骨伤大师骨伤学术思想的形成，它是20世纪60年代以来几代丰盛骨伤人在临床实践中的工作总结，是骨伤专科医院发展中的探索和前进。丰盛骨伤治疗体系的形成，是几代丰盛骨伤人共同努力的结果，已经远远超过了单纯骨伤治疗理论的范畴。

纵观丰盛医院骨伤科60年的艰辛发展历程，其骨伤学术思想萌芽于宏庙正骨，正所谓起于民间，发展于民间，始终秉承着平民思想。丰盛骨伤学术思想的形成和完善是众多后人共同努力的结果，尤其是20世纪90年代以后，丰盛骨伤以其多年来扎根民间、惠及民间、享誉民间的良好口碑，得到了骨伤科学术界和广大患者的认可。随着北京市丰盛中医骨伤专科医院的成立、专科建设发展的不断深入、丰盛特色骨伤模式的形成、人才梯队建设的日趋合理，作为丰盛正骨核心要素的手法、用药、固定、锻炼等体系不断完善。"稳准轻巧、内外兼治、筋骨并重、功能至上"，作为丰盛正骨主要学术思想正式形成，这标志着丰盛骨伤学术体系已经成熟。

第三章

丰盛骨伤的传承概要及传承谱系

丰盛骨伤源于宏庙正骨，其创始人为陈启老先生。陈氏，河北省新城县人，自幼习武，天资聪颖，为人敦厚。少时从事"顶上功夫"（理发业），颇懂正骨之术。陈氏后人陈树卿于北京市西城区宏庙胡同创建启德堂正骨诊所，董万鑫（1921—1982）于1933年向其拜师学习接骨疗伤，十年后开始应诊并不断学习骨伤典籍，汲取精华。董氏继承陈氏正骨精髓，不断总结钻研，对之前难以复位的锁骨骨折、肋骨骨折、小腿骨折等不断创新复位手法和固定方法，其精湛的正骨医术深受百姓认可和尊敬。20世纪50年代，宏庙正骨诊所与附近的个体中医诊所合并，成立丰盛联合诊所。1960年，随着北京市西城区丰盛人民公社医院（丰盛医院前身）的建立，以宏庙正骨诊所为主体成立了医院的中医骨科，董万鑫为科主任，骨科的其他成员有张家骐、闫继成、韩旭初、叶静涵等医师，后相继又有宋立恒、乔振歧、刘贵鹏等医师在骨科工作。董万鑫主任于1977年调至西城区中医院（现护国寺中医医院）担任副院长，并担任北京中医学会正骨按摩委员会副主任委员、北京中医学会理事会理事。董万鑫在正骨技术上卓有建树，曾多次受铁道部北京铁路总医院（现北京世纪坛医院）、邮电总医院（现北京协和医院西院区）、北京医学院附属人民医院（现北京大学人民医院）邀请会诊骨科疑难病患者，《北京日报》、北京人民广播电台曾宣传其中医正骨的经验和事迹。

20世纪60年代至70年代，董万鑫老医师在丰盛医院中医骨科担任主治医师，其间曾先后收徒隋书义、鲍树仁、韩迎春等人，隋书义于1979年考取中医师，多数人考取医士。闫继成老医师收刘学珍为徒。20世纪70年代初，房定一、姚家骏、石春敏等人也先后跟随董万鑫学习。20世纪70年代，孙昭、刘式明、石春敏、李承环等人初到骨伤科工作时，跟随隋书义医师学习。20世纪80年代，骨伤科又陆续增加了几名医生，其中，陈福林跟随隋书义医师学习，

丰盛骨伤传承谱系图

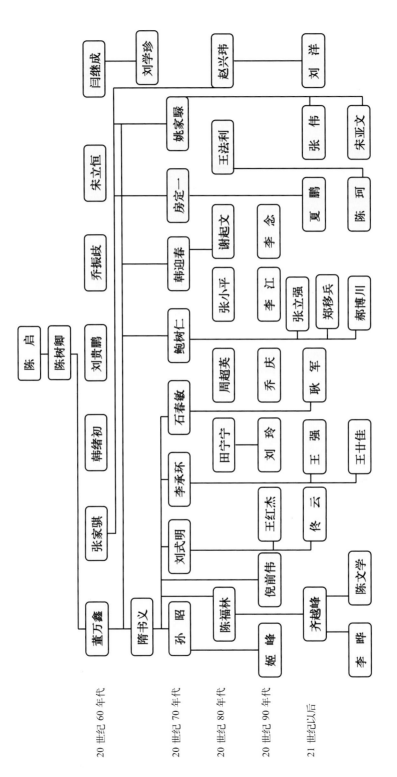

20 世纪 60 年代

20 世纪 70 年代

20 世纪 80 年代

20 世纪 90 年代

21 世纪以后

赵兴玮跟随张家骐医师学习，谢起文跟随韩迎春学习。进入20世纪90年代后，随着大学毕业生的到来，骨伤科的人员进一步增加。这个时期参加工作的骨科人员中，刘玲跟随田宁宁医师学习，姬峰跟随孙昭医师学习，倪前伟跟随崔树健医师学习，王红杰跟随刘式明医师学习。

进入21世纪，丰盛医院开始了骨伤专科建设，被批准为二级骨伤专科医院，获批北京市中医重点专科，骨伤专业人员的数量和质量得到了空前的发展，很多研究生毕业后陆续来到骨伤科工作，目前已拥有1名博士研究生和20余名硕士研究生。2003年，医院为传承丰盛医院骨伤学术经验，启动了第一批骨伤科院内"师带徒"工作，至今已完成五届，培养骨伤技术骨干30余人。2010年以后，医院骨伤科获批"十二五"骨伤重点专科和首都区域中医重点专科，一批国家级、市级、区级骨伤传承平台（工作室、站）分别建立，丰盛骨伤传人和医院的老专家肩负起原汁原味传承丰盛正骨的重任。"百年宏庙正骨，六十年丰盛骨伤"，目前医院骨伤科已经形成老、中、青三代合理的人才梯队和学科建设骨干队伍，丰盛骨伤人正以崭新的面貌，担负着传承发展、守正创新的新时代中医骨伤重任。

下篇

临床治疗篇

第四章

丰盛硬纸夹板外固定技术

骨折的复位、固定与功能锻炼是治疗骨折的三个关键点。相对于骨折的复位而言，骨折的固定所需的时间更长，受干扰的因素也更多，因此舒适、安全、有效是我们对骨折固定方式的基本要求。骨折外固定的方式有很多，夹板固定作为骨伤科传统的外固定方式之一，有独特的生物力学优势。硬纸夹板外固定作为丰盛中医骨伤专科医院治疗骨折的传统外固定方法，经过50余年的传承与创新，已形成一整套完整的固定体系并长期广泛应用于临床。

硬纸夹板外固定是一种弹性固定方式，临床以硬纸板为主要固定材料，加上棉花、棉垫、绷带等辅助材料，组成了一套局部外固定力学系统。硬纸夹板重量轻，具有良好的透气性、可塑性和贴附性的特性，可使骨折固定更加牢靠，患者相对舒适；其弹性固定的力学特性符合动静结合的原则，有利于患者功能锻炼，防止骨折再移位和骨折的出现；并可缩短患者整体恢复周期，能有效减少骨折并发症。

第一节 硬纸夹板外固定的适应证

经过长期临床应用，我们总结硬纸夹板外固定技术的适应证如下：

1. 四肢闭合性新鲜骨折。

2. 四肢开放性骨折，Gustilo分型 I 型并经过规范处理者。

3. 四肢陈旧性骨折适合于手法整复者。

4. 肋骨骨折无血气胸者。

股骨近端骨折不适合硬纸夹板固定。成人股骨干中段或远端部位的骨折，不主张单纯用硬纸夹板外固定，因为股部肌肉丰厚，单纯的硬纸夹板外固定难以抵御引起骨折移位的内外异常应力，可配合骨牵引使用。对于复杂的关节内骨折，硬纸夹板外固定可作为经皮穿针内固定或撬拨复位术后的肢体保护性固定。

第二节　硬纸夹板外固定系统的临床应用

一、硬纸夹板外固定不同形式的适应证 ▪▪▪

（一）局部外固定

适用于较稳定的四肢骨干骨折，如肱骨干骨折、尺桡骨骨折、胫腓骨骨折等长管状骨中段骨折。

（二）超关节外固定

适用于关节附近及关节内骨折，如肱骨外科颈骨折、肱骨髁上骨折、桡骨小头骨折、髌骨骨折、踝部骨折等，以及手足部短管状骨及不规则骨折。

二、硬纸夹板外固定系统的制备 ▪▪▪

（一）硬纸夹板

硬纸板材料产于唐山造纸厂，规格为长110cm、宽80cm、厚0.1cm。使用时根据骨折部位及患肢周径把纸板折成若干层，长宽符合肢体外形的形状。夹板的具体层数由骨折部位、损伤程度、患肢的周径而定。一般上肢骨折用3~4层，下肢骨折（不含髋部及股骨）为4~6层。然后把夹板四个角剪成弧形，以防损伤皮肤。在夹板边缘间断剪斜口，长约1cm，间隔2~3cm，以使夹板在固定时与患肢外形更加吻合。使用前可将硬纸夹板表面层洒水使之潮湿、变软，折叠时折线处不至于断裂，而增加硬纸夹板的强度。这样固定，可在肢体上自然形成与肢体外形及各部位生理弧度相适应的外形。夹板的宽度因人而异，其制作原则如下：在夹板固定在肢体时，双侧夹板边缘的相隔距离为2~3cm，形成桶状，有利于固定的稳定性。

（二）棉压垫

棉压垫可选用质地柔软、有一定的支持力、便于撕开的医用脱脂棉制作。压垫要求具有一定的大小和厚薄，形状和所放置部位的肢体形状相吻合。常用的棉压垫的形状有平垫、塔形垫、梯形垫、高低垫、葫芦垫、横垫、合骨垫、分骨垫（图4-2-1）。

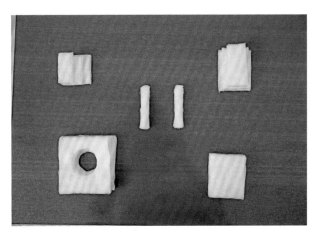

图4-2-1　各型棉压垫

临床应根据骨折的类型、移位的情况来选择适当的棉压垫，并将棉压垫用粘膏条固定在骨折肢体的一定部位。常用的棉压垫放置法有三种：

1.一垫固定法　本法是直接将棉压垫压在骨折块或骨折部位上的固定方法。本法多用于移位倾向比较明显的撕脱性骨折分离移位或较大的骨折块，如肱骨内上髁骨折、肱骨外髁骨折、桡骨头骨折等。

2.二垫固定法　本法是将两个棉压垫分别置于两骨端原有移位的一侧，以骨折线为标界，不能超过骨折线的固定方法。本法多用于有侧方移位倾向或有残余侧方移位的骨折。

3.三垫固定法　本法是将一垫固定于骨折成角移位的角尖处，另外两垫分别固定于骨干两端的对侧，使三垫形成加压杠杆力的固定方法。本法多用于成角移位明显或残余成角移位的骨折。

棉压垫的应用主要是防止骨折再发生成角移位或侧方移位，以及矫正残余的成角和侧方移位，但临床不可过度依靠棉压垫的挤压作用进行骨折的矫正复位，否则局部过大的压力容易导致压迫性溃疡甚至肢体缺血性坏死。

（三）棉衬垫

棉衬垫选用一层0.5~1cm厚的脱脂棉垫作为硬纸夹板的衬垫。临床应用时，应根据不同形状的硬纸夹板剪裁出相应形状的棉衬垫，内衬于硬纸夹板下方并铺垫均匀，四周的棉花一定要长于硬纸夹板0.5cm，以免夹板边缘压迫、摩擦皮肤造成损伤。

（四）绷带

绷带可根据患者肢体的长度、粗细，适当选用3列或4列绷带，用以捆绑硬纸夹板。缠绕绷带时，先在骨折处肢体皮肤上平整均匀、松紧适度地裹上2~3层绷带，然后再放置好压垫、衬垫和夹板，再在夹板表层以叠瓦式或环形均匀用力缠绕4~6层绷带。注意每缠一层绷带都要加一些压力，以使全部硬纸夹板上下绷带的束缚力均匀一致（图4-2-2）。

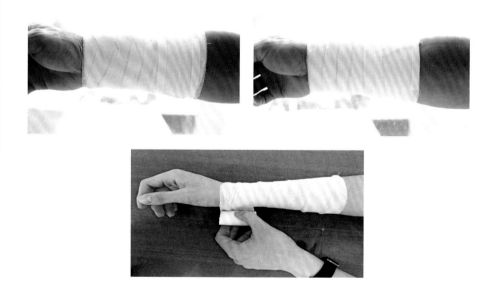

图4-2-2　叠瓦式绷带固定

三、不同部位硬纸夹板的制备 ▪▪▪

硬纸夹板外固定使用方便，可随意剪裁。一般来讲，主要根据肢体外形、骨折固定的生物力学要求，以符合肢体功能活动的情况来确定硬纸夹板的使用形状。硬纸夹板固定后，在保证骨折稳定性的同时，要使患者感觉舒适得体，便于功能锻炼。我们应用的硬纸夹板的种类主要有两类。

（一）直型板

直型板为内、外（或前、后）两块长方形的硬纸夹板。硬纸夹板的长度随患者肢体长度而定，以利于固定和活动相结合为原则，分超关节固定和非超关节固定两种。硬纸夹板的宽度根据患肢的周径而定，其标准应符合固定后两块夹板边缘的相隔距离在2～3cm，使夹板形成桶状，包绕患肢（图4-2-3）。肱骨干骨折、前臂尺桡骨干骨折、桡骨远端骨折、胫腓骨干骨折等多采用直型板固定。

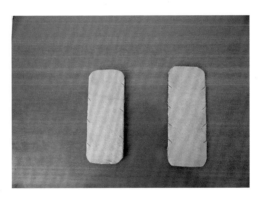

图4-2-3　直型板

（二）异型板

1. "L"形板　"L"形板是将4层硬纸夹板折叠好后，修剪成"L"形（图4-2-4）而成。"L"形硬纸夹板多应用于肘部骨折，如肱骨髁上骨折、肱骨内外髁骨折、桡骨小头骨折等。

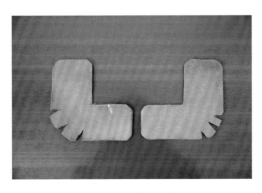

图4-2-4　"L"形板

2.斜角形板 斜角形板是将4层硬纸夹板折叠成长方形后，斜形剪去长方形夹板的一个角制作而成（图4-2-5）。斜角形板多应用于关节或近关节部位的骨折，如肱骨外科颈骨折、肱骨大结节撕脱性骨折、胫腓骨远端骨折、踝关节骨折等。

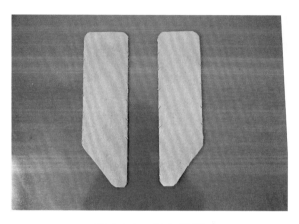

图4-2-5　斜角形板

3.蝶形板 蝶形板是将4层硬纸夹板折叠成方形，四边剪成光滑的弧形（图4-2-6）而成。蝶形板固定时，便于适应肢体外形而弯曲，主要应用于锁骨骨折、本奈氏骨折等。

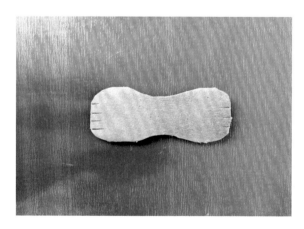

图4-2-6　蝶形板

4.半月形板 半月形板是将4层硬纸夹板折叠成长方形，再剪成半月形状（图4-2-7）而成。半月形板多应用于锁骨骨折，固定时注意凹面朝向颈部放置。

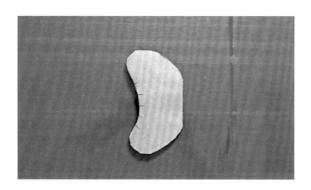

图4-2-7　半月形板

5.凸形板　凸形板是将4层硬纸夹板折叠成正方形，再剪成汉字"凸"形状（图4-2-8）而成。凸形板一般应用于跟骨骨折，使用时将其两个侧边弯曲后包绕跟骨即可。

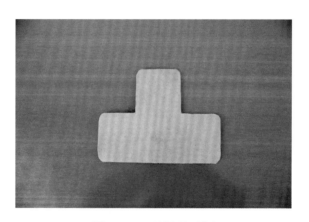

图4-2-8　跟骨凸形板

6.包绕式板　包绕式板是将长方形夹板剪去四个边角后，再将其若干个边角斜形剪掉做成光滑弧形而成。包绕式板可以避免固定时对骨突的压迫，多应用于掌部骨折，或足跖部骨折。使用时，将硬纸夹板弯曲，从一侧包绕手掌或足跖的背侧，如足部包绕板（图4-2-9），主要用于第5跖骨基底部骨折；腕部包绕板（图4-2-10），主要用于腕舟骨骨折。

7.掌跖板　掌跖板是将长方形夹板剪去四个边角后，根据手掌或足跖部的肌肉丰满程度，再将若干个边角斜形剪掉并做成光滑弧形而成（图4-2-11）。掌跖板可避免固定后夹板下形成空腔，主要用于固定第2~4掌骨干骨折、第2~4跖骨干骨折。

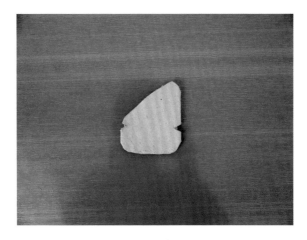

图4-2-9　足部包绕板

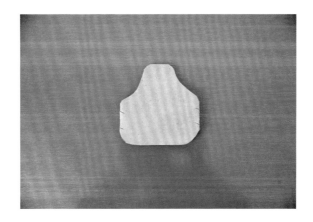

图4-2-10　腕部包绕板

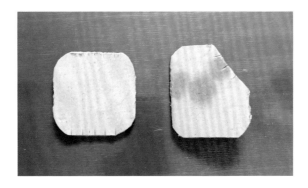

图4-2-11　掌跖板

四、硬纸夹板外固定的使用方法与技术要点 ▪▪▪

（一）硬纸夹板的放置

骨折复位完成后（如无移位骨折，无须整复），先用绷带在患肢上松松地缠裹2～3层，然后根据骨折移位方向选择合适的棉压垫，将压垫用粘膏定位；再根据夹板的形状敷上一层1cm厚的脱脂棉垫作为夹板的衬垫，棉垫四周边缘一定要超过硬纸夹板，防止出现夹板压伤；然后在夹板表层缠绕4～6层绷带，每缠一层都要均匀地施加压力，以防骨折移位，但不要造成夹板压伤。这样使夹板和肢体牢固地形成一体，并将患肢置于功能位。固定后，注意观察患肢远端的感觉、血运，并查看患肢的主动活动情况，做到松紧适度，太紧可出现局部压伤并影响血液循环，太松则达不到固定效果。

（二）固定后的复查

一般在骨折早期（2周内）3～4天观察1次，观察项目包括肢体远端血运，是否肿胀、疼痛，有无麻木感，以及夹板松紧度等（随时调整预应力）。必要时拍摄X线片观察，如果显示骨折复位不良或重新移位，可打开夹板重新整复、固定。如果骨折对位好，外固定稳定，属较稳定的骨折，10～14天后可在骨折相邻关节施以手法舒筋活血，协助患肢恢复功能。此时以轻手法对骨折部位进行轻微刺激，可使骨折断端间产生纵向应力刺激，利用夹板压力和肌肉收缩的动力在断端间形成轻微的应力作用，促进骨折愈合。固定期间如发现肢体肿胀渐消、固定绷带略松，可不必拆除绷带，或者直接在原有绷带外层直接再加压缠绕几层绷带，也可稍稍拆除若干层绷带后再在剩余绷带外面加压缠绕几层新绷带。固定期间可嘱患者做功能锻炼。

（三）硬纸夹板的拆除

硬纸夹板可在骨折固定后4～6周拆除，拆除夹板的指征要符合骨折临床愈合标准：骨折部肿胀基本消退，断端无压痛，无骨擦音和异常活动。X线片显示骨折线已模糊，有足够量的有效骨痂形成。如果患肢骨折复位不佳，或骨折发生在血运差的部位或负重较大的部位，夹板拆除时间应延后几周，临床应根据骨折X线表现和局部体征综合判断后再行拆除。

（四）使用方法举例

硬纸夹板因其制作方便，医生可以根据骨折部位、移位方向剪裁塑形，拓宽了木夹板使用的范围。如桡骨远端伸直型骨折，手法整复后掌屈尺偏位固定，需背侧夹板长，掌侧夹板略短，并在骨折远端桡背侧放置棉压垫，解决了掌屈位的问题后，再缠绕绷带时就可较容易地将伤肢固定为尺偏位。又如三踝骨折，多数固定时需要采取足内翻位，我们则在固定缠绕绷带时，在跗跖部与小腿远端缠出一个"8"字形，外侧夹板长，内侧夹板稍短，并辅以棉垫，用绷带打出内翻位。

（五）硬纸夹板外固定的技术操作关键

1.硬纸夹板制作前应看好硬纸夹板的纹理，一般选用顺纹理的方向进行折叠，这样有助于保持硬纸夹板的强度，并利于弯曲成弧形。

2.硬纸夹板在折叠前要将硬纸板的一面微微浸湿，以利于折叠裁剪塑形。方法可采用以下三种：①湿毛巾擦拭；②快速浸湿；③喷壶喷湿。

3.双侧硬纸夹板固定肢体时，两块夹板的边缘相隔距离为2～3cm。将两块硬纸夹板顺肢体形状贴附肢体后，应呈桶状固定肢体。这样固定肢体，硬纸夹板的桶状截面可有效地增强夹板抗失稳能力，使之更加牢固。

4.绷带缠绕夹板的约束力，要均匀适度，以固定牢固、不影响血运为目的。评估绷带绑缚的松紧是否合适，以能顺利插入压舌板的厚度为宜。

5.最里层内衬的绷带一定要松松地呈叠瓦状斜形平铺进行缠绕，不能翻转成条索状缠绕，这样既避免形成止血带效应，又可为骨折肢体后续局部继发肿胀留有空间，避免张力性水疱形成。

6.固定时，内衬棉垫放置后既要避免骨突部位直接受压，又要保证夹板下方无空虚感，以免影响固定效果。

（六）硬纸夹板外固定后的注意事项

1.固定后，将患肢关节放于利于保持骨折稳定和功能恢复的位置，搬运患者时要注意避免骨折再移位的发生。

2.抬高患肢，注意观察患肢末梢血运，如颜色、温度、感觉及肿胀程度。患肢如出现麻、凉、白或发绀，则是固定过紧，应予重新适当固定。

3.定期复查，注意调整硬纸夹板的松紧度。骨折的复查在整复固定后的3～5天内尤为关键，在此时期，由于原始损伤和整复后的继发损伤性反应，部分浅静脉回流受阻，患肢肿胀明显，夹板内压力有上升的趋势，故3天内应嘱患者如果出现剧烈疼痛、麻木、发凉等情况，必须及时就诊查看，这种情况在有扭转应力存在时最容易出现。

复查时需要检查固定的松紧度和患肢的血运和感觉，如有异常情况及时调整。随着肿胀的消退，夹板内压力逐渐减轻，7～10天时肿胀消退最为明显，此时夹板最易松动，骨折也常发生移位。因此2周内，应勤于复查，透视或拍X线片，如发现骨折移位，及时整复调整。2周后随着纤维骨痂的形成，骨折逐渐开始稳定。建议固定后复查时间为固定后3天复查1次，以后可每隔1周复查1次，直至夹板拆除。

4.复查时，询问患者固定后有何不适，尤其是有无固定的疼痛点，若固定疼痛点是在压垫处、夹板的两端或骨突处，应及时检查，以免形成压迫性溃疡。

5.对患肢肿胀严重，固定后出现张力性水疱者，应密切观察，如水疱明显，可在无菌条件下进行抽吸后包扎，并适当调整固定物的松紧。

6.固定期间，指导患者正确练功。医生应将练功的目的、意义和必要性向患者说明，指导并督促其使用正确的练功方法。练功必须遵守以不增加损伤为前提，以恢复肢体固有的生理功能为中心，以主动练功为主，循序渐进，持之以恒，切忌被动粗暴练功。

7.寒冷季节，对暴露于夹板外的肢体，尤其是末梢应予以保暖。

第三节　硬纸夹板外固定系统的生物力学研究

一、硬纸夹板外固定治疗闭合性骨折的理论依据 ■■■

外固定治疗骨折的目的，是防止骨折复位后再移位，充分考虑肢体的正常生理功能和结构特征，使外固定力学系统既能维持复位后的位置，又能注意到肢体的正常适应能力，使骨折端在接近正常功能状态下得以重建，达到骨折愈合及功能恢复同时并进，防止出现骨质疏松、肌肉萎缩、关节僵直、延迟愈合甚至不愈合等并发症。

骨折治疗的生物力学观点，必须符合生理学和力学的原则。保证骨的血液供应，维持骨的生理和力学环境。骨的力学环境是塑形的重要因素之一，应用弹性材料固定允许骨端存在一定量的力学刺激，有利于骨痂形成。

骨折固定后，应力遮挡的问题一直是影响治疗效果的一个重要因素。硬纸夹板材料力学试验证明其属韧性、塑性材料，且弹性模量低。硬纸夹板固定期间，每隔3～7天复查，通过调整固定绷带的紧张度，不断调整预应力，并利用功能锻炼在骨折部产生的间断性的生理应力，促进血液循环，在骨折端产生良性刺激（压应力），防止应力遮挡的产生，使有效骨痂顺利生成，缩短功能恢复的时间。

二、硬纸夹板的材料力学研究 ■■■

为进一步探讨硬纸夹板的力学特点，我们与清华大学运动生物力学系合作，将硬纸夹板与其他外固定材料做了材料力学方面的比较实验研究。对硬纸夹板、石膏托和柳木夹板的机械性采用CSS-110型电子万能试验机进行测试，F-5C型X-Y函数记录仪进行数据记录并分析。

首先，我们做了硬纸夹板的力变形曲线。实验结果表明，随着力的增大，硬纸夹板变形增大，二者基本成正比。

此外，观察了石膏托和柳木夹板的机械性能（表4-3-1、表4-3-2）。通过生物力学试验，我们发现三种外固定材料的弹性模量均低于长骨，而且硬纸夹板的延伸率要高于石膏托和柳木夹板。硬纸夹板的截面弯曲可以加强硬纸夹板的刚度，提高抗失稳能力，使固定更加可靠。而沾水后的硬纸夹板，主要是靠层与层之间的紧密程度，加大摩擦力对弹性模量的贡献。

表4-3-1 硬纸夹板及石膏托材料机械性能

层数	极限强度 σb		延伸率 δb		弹性模量 E′		弹性模量 E″
	平均值	标准差	平均值	标准差	平均值	标准差	平均值
4	11.92	1.48	1.33	0.16	50.60	7.04	8.17
5	14.79	1.22	0.42	0.08	77.44	12.99	28.39
6	13.62	0.33	0.32	0.01	72.27	4.05	21.99
沾水5	14.53	2.49	0.32	0.04	71.80	15.69	23.80
石膏托	2.35	0.24	0.086	0.01	21.34	3.25	26.20

表4-3-2　柳木夹板材料的机械性能

试件长度	极限强度 σb		延伸率 δb		弹性模量 E″	
	平均值	标准差	平均值	标准差	平均值	标准差
L=277	49.25	4.06	0.051	0.003	1031.9	140.33
L=187	63.20	5.90	0.068	0.013	949.68	162.72

注：E′ 为考虑层与层之间摩擦力对弹性模量贡献时的值。

E″ 为不考虑层与层之间摩擦力对弹性模量贡献时的值。

试件厚度为5mm，折叠后的试件宽度为50mm。

σ＝单位面积所受力

E＝弹性模量

第四节　硬纸夹板外固定与其他外固定方法的比较

我院60年来应用硬纸夹板治疗闭合性骨折患者100余万人次，已形成一整套富有特色的骨伤科外固定方法，该方法技术成型、方法独特、疗效突出。为研究硬纸夹板外固定方法治疗骨折的优势，开发外固定治疗闭合骨折的新型固定材料，我们申报了国家中医药管理局课题，并于2002年7月—2004年7月进行了硬纸夹板、木夹板和石膏外固定治疗桡骨远端伸直型骨折的多中心随机平行对照临床再评价研究，同时做了相关生物力学研究，借此比较三种固定方法的固定效果。

一、几种外固定性能分析 ■■■

下面是硬纸夹板、石膏托和柳木夹板三种外固定性能的比较，性能好的用"＋"表示，不足的用"－"表示，介于两者之间的用"±"表示（表4-4-1）。

表4-4-1　几种外固定性能对比

外固定种类	石膏	木夹板	硬纸夹板
性质	超骨折两端关节固定	超骨折一端关节固定	同木夹板
塑形	+	−	±
强度	+	±	±
弹性	−	±	+
韧性	−	−	+
通透性吸湿	−	±	+
外部加压	±	+	+
重量	−	+	+
复查	−	+	+
练功	−	+	+
预应力	−	+	+
肢体受力压强	−	−	+

二、临床研究 ■■■

临床将60例桡骨远端伸直型骨折患者随机分为三组，硬纸夹板组20例、木夹板组20例、石膏组20例。复位、固定后2周内观察患者疼痛、肿胀的积分变化，固定4周后拍摄X线片观察骨折固定效果，测量比较双侧肢体的微循环、骨密度和握力，并以比正常骨折愈合时间提前多少为疗效判定标准评定疗效。

（一）疗效分析

硬纸夹板组有效率85%，木夹板组80%，石膏组55%。硬纸夹板组、木夹板组的疗效优于石膏组，差异有显著性，$P<0.05$。硬纸夹板组的疗效好于木夹板组。三组疗效比较见表4-4-2。

表4-4-2　三组疗效比较

组别	例数	临床治愈(%)	显效(%)	有效(%)	无效(%)
硬纸夹板组	20	7（35）	5（25）	5（25）	3（15）
木夹板组	20	5（25）	6（30）	5（25）	4（20）
石膏组	20	2（10）	3（15）	6（30）	9（45）

注：与石膏组比较，$P<0.05$。

（二）三组疼痛的变化

三组疼痛积分比较见表4-4-3。

表4-4-3　三组疼痛积分比较（$\bar{X} \pm S$）

组别	例数	固定时间(天)		
		3	7	14
硬纸夹板组	20	4.60 ± 1.25	2.56 ± 1.05	1.15 ± 0.55**
木夹板组	20	4.72 ± 1.38	2.88 ± 0..75	1.35 ± 0.34*
石膏组	20	4.22 ± 1.54	3.83 ± 1.22	2.38 ± 1.15

注：与石膏组比较，* P<0.01　**P<0.01。

（三）三组肿胀的变化

三组肿胀的变化见表4-4-4。

表4-4-4　三组肿胀积分比较（$\bar{X} \pm S$）

组别	例数	固定时间(天)		
		3	7	14
硬纸夹板组	20	4.87 ± 1.66	3.56 ± 1.31	1.87 ± 0.74*
木夹板组	20	4.99 ± 1.23	3.88 ± 1.46	2.4 ± 0.82
石膏组	20	4.76 ± 1.57	3.71 ± 1.53	3.2 ± 1.01

注：与石膏组比较，*P<0.05。

（四）三组固定效果积分比较

三组固定效果积分比较见表4-4-5。

表4-4-5　三组固定前后X线积分测定（$\bar{X} \pm S$）

组别	例数	复位后积分	4周后积分	前后积分差值
硬纸夹板组	20	1.32 ± 0.48	1.65 ± 0.84**	0.32 ± 0.48**
木夹板组	20	1.44 ± 0.51	1.84 ± 0.78*	0.55 ± 0.52*
石膏组	20	1.52 ± 0.75	2.62 ± 0.69	1.20 ± 0.78

注：与石膏组比较，*P<0.05，**P<0.01。

（五）三组微循环变化比较

三组甲襞微循环变化比较见表4-4-6。

表4-4-6　三组甲襞微循环积分测量（$\bar{X} \pm S$）

组别	例数	固定24小时		固定4周	
		患肢	健肢	患肢	健肢
硬纸夹板组	20	2.54 ± 0.65**	1.51 ± 0.74	1.22 ± 0.65^^	1.46 ± 0.34
木夹板组	20	2.49 ± 0.82**	1.12 ± 0.49	1.75 ± 0.42^	1.35 ± 0.57
石膏组	20	2.67 ± 1.65**	1.31 ± 0.64	2.52 ± 0.55*	1.28 ± 0.35

注：与健肢比较，*$P<0.05$，**$P<0.01$；

与石膏组比较，^$P<0.05$，^^$P<0.01$。

（六）三组第2掌骨骨密度比较

三组第2掌骨骨密度比较见表4-4-7。

表4-4-7　三组4周时第2掌骨骨密度测量（$\bar{X} \pm S$）（单位：g/cm^2）

组别	例数	健肢	患肢	差值
硬纸夹板组	20	0.5184 ± 0.0446	0.4301 ± 0.0689	0.0730 ± 0.0153^
木夹板组	20	0.5280 ± 0.1043	0.4283 ± 0.0914	0.0917 ± 0.0313^
石膏组	20	0.495 ± 0.0614	0.355 ± 0.0793*	0.1773 ± 0.0601

注：与健肢组比较，*$P<0.05$；

与石膏组比较，^$P<0.05$。

（七）三组握力比较

三组握力比较见表4-4-8。

表4-4-8　三组4周时握力测定（$\bar{X} \pm S$）（单位：N）

组别	例数	健肢	患肢	差值
硬纸夹板组	20	301 ± 71.8718	67.4 ± 11.1686**^^	245 ± 68.0461
木夹板组	20	287 ± 69.4576	50.24 ± 10.9842**	221 ± 43.1921
石膏组	20	298 ± 84.2585	41.75 ± 9.3577**	254 ± 47.6324

注：与健肢组比较，**$P<0.01$；

与石膏组比较，^^$P<0.01$。

（八）三组骨折愈合时间比较

三组骨折愈合时间比较见表4-4-9。

表4-4-9　三组骨折愈合时间（$\bar{X} \pm S$）

组别	例数	时间（周）
硬纸夹板组	20	3.4 ± 0.52**
木夹板组	20	3.7 ± 0.48**
石膏组	20	5.9 ± 1.15

注：与石膏组比较，**P <0.01。

三、硬纸夹板外固定的优势 ■■■

通过对几种外固定方法的比较，结果显示，硬纸夹板无论在固定效果、骨折愈合时间，还是对患肢功能恢复的影响均优于木夹板和石膏固定。具体表现在以下几方面。

（一）有效持续地保持固定效果

国内外学者已经公认，骨折愈合之前骨折断端的活动是绝对的，而固定是相对的，骨折愈合的优化力学环境也相对固定。硬纸夹板局部外固定是一种能动的固定方式，也是相对的弹性固定，其以硬纸夹板为主要固定材料，加之棉花、棉垫、绷带等辅助材料组成局部的外固定力学系统，通过绷带对夹板的约束力，硬纸夹板对伤肢的杠杆力，棉压垫对骨折端的效应力来维持骨折的复位效果。该系统既能有效控制骨折的对位，又能充分体现中医学"骨肉相连、筋可束骨"的理论，可同时在肌肉运动中借助骨折周围的韧带、筋膜和肌腱的牵拉，使骨折保持对位或纠正残余移位。硬纸夹板固定期间，通过随时调节固定绷带的松紧度，能有效地在硬纸夹板外部加压以维持断端复位后的固定效果，而石膏托固定在这方面明显优势不足。

夹板局部外固定治疗骨折，作为杠杆的夹板必须具有足够的韧性和弹性，能使伤肢肌肉收缩时吸收并储存部分能量，避免骨折断端产生过大的剪力；而在肌肉松弛时，又能把储存的能量释放出来，保持骨折断端间存在一定的对位对线倾向。硬纸夹板虽然强度略逊于石膏托，但其属韧性、塑性材料，且弹性模量低、延伸率较高，沾水塑形后的截面弯曲可加强刚度，提高抗失稳能力，更好地维持固定后骨折的位置，防治再移位的发生，更符合骨组织的生物适应性。

硬纸夹板外固定是弹性固定模式，骨折复位后初期由于外伤性反应和复位时的继发性损伤，以及初期静脉回流受阻和肌肉的疼痛性痉挛使绷带对夹板的约束力上升，而夹板的蠕变性则缓冲了其上升趋势；随着外伤性反应减退，疼痛性痉挛的缓解，静脉回流的改善及肌肉的轻度萎缩，使绷带对夹板的约束力下降，此时夹板的弹性恢复作用则延缓了这种下降趋势。

正是夹板固定的黏弹性阻止了骨折治疗过程中夹板压力的过大波动，从而也降低了骨折断端再错位的概率。而石膏固定虽具有良好的塑形能力和坚强的固定作用，但其对肢体施加的是周径应力，而且不具备可调性及配合使用相应固定压垫矫正骨折移位的能力，在骨折初期肿胀消退或骨折后期出现肌肉萎缩后，常可在石膏和肢体之间形成松弛腔隙，造成骨折再移位。另外，硬纸夹板的重量很轻，与石膏托相比，在固定后可最大限度地减少骨折断端的剪力，避免不利应力造成骨折断端的再移位。硬纸夹板对X线的通透性几乎没有影响，可在复查时毫无干扰地观察骨折断端的对位对线情况，便于医生及时发现问题，采取必要的措施处理固定期间可能出现的移位情况。

（二）促进肿胀的消退

硬纸夹板外固定能使伤肢在允许的范围内活动，有利于患肢血运的改善和促进肿胀消退。夹板外固定可以根据患肢的肿胀情况随时调整夹板的松紧度（预应力），这样既不会在炎症反应期肿胀明显时出现骨-筋膜室综合征，又可避免肿胀消退外固定松弛、固定不牢而引起骨折的再移位。在固定中，硬纸夹板几乎呈桶状一样包绕肢体而且与肢体外形贴近，硬纸夹板对骨折肢体局部的压力均匀，可有效避免组织水肿张力性水疱的产生。木夹板是四块夹板从四个面来固定，在每块夹板间隙存在压力分布的"真空"地带，因而张力性水疱的出现概率较大。而石膏固定后，局部肢体不能有效活动，更加不利于肿胀的消退。另外，在肿胀消退后，未及时更换石膏导致外固定松弛也易使骨折发生重新移位。

（三）利于骨折的愈合

骨折的愈合过程有其自身的规律，但愈合的速度却受到外部条件的限制，适中的应力刺激有利于加快骨愈合。硬纸夹板在保持骨折复位后局部外固定的同时，又利用了夹板压力和相对固定时肌肉的收缩力，在骨折断端形成了间断的刺激应力，能够引起电位变化，促进骨的形成。骨折端的轴向控制性显微运动可以促进骨折处生长、加速骨折愈合。硬纸夹板弹性固定在保证骨断端复位稳定的同时，允许了骨折端有纵轴上的细微活动。骨折端的细微活动可引起骨痂的反复损伤，导致反复性骨折早期反应，释放生化介质、丝裂原、骨生成因子等，从而诱发间叶细胞增殖，分化为成骨细胞或软骨细胞。此外，还能促使生长因子和形成因子从骨折端渗出，增加血管新生，诱发血管向骨折端侵入，断端生长因子和形成因子的积聚，可使成骨活动旺盛，加速间质形成钙盐沉积。

骨折的愈合，骨组织的再生，一般是先由骨折断端周围的软组织形成骨痂，将骨折断端"焊接"起来，恢复骨骼的支架作用，而后按照骨组织的生物性能去塑形改造，逐渐恢复正常骨质结构，一般将这种方式称为间接愈合或者"二期愈合"。在特定的条件下，骨折解剖对位，坚强内固定，骨折处间隙很小。从动物实验证明，骨折断端的哈弗斯管可以直接增生，经由活骨质跨过坏死的骨折断端直接愈合，这也称为一期愈合。但由于坚强内固定产生应力遮挡，骨质疏松萎缩、愈合慢，质量差，易发生再骨折。

中医骨伤科主张骨折二期愈合（间接愈合），认为所谓的一期愈合并不是真正的愈合，实际上是一种延迟愈合。骨折的一期愈合并不是最理想的愈合方式，不是骨折治疗的根本目的。由骨痂修复的骨折处有一个物质梯度的变化，力学性能最差的位于中心，力学性能最好的位于外周，在骨痂没有达到足够的厚度和硬度重新建立起永久性稳定之前，骨折块之间存在着一定的活动，关键的问题在于如何控制骨折局部的活动防止发生畸形。

外固定治疗骨折的目的就是防止骨折复位后再移位，充分考虑到肢体的正常生理功能和结构特征，使外固定力学系统既能维持复位后的位置，又注意到肢体的正常适应能力，使骨折端在接近正常功能状态下得以重建，同时在骨折愈合的同时，防止骨质疏松、肌肉萎缩、关节僵直、延迟愈合甚至不愈合等并发症的出现。骨折治疗的生物力学观点，必须符合生理学和力学原则。骨的力学环境是塑形的重要因素之一，应用弹性材料固定，允许骨端存在一定量的力学刺激，有利于骨痂形成。硬纸夹板是弹性固定材料，硬纸夹板固定是相对固定，给骨折端提供了相对的弹性固定力学环境，对骨折端无应力遮挡效应，对骨折自然愈合过程无干扰，很好地解决了应力遮挡及控制骨折局部影响愈合的异常应力的问题。硬纸夹板固定下的骨折愈合是二期愈合，符合骨折愈合的要求。

中医学认为骨折的发生发展及愈合过程与人体气血有极大的关系，《素问·调经论》云："人之所有者，血与气耳。"血气旺盛则筋骨坚强。《疡医大全》记载："有跌伤骨折，宜以活血化瘀为先，血不活则瘀不去，瘀不去则骨不能接也。"这些都说明气滞血瘀是骨折的病理核心。西医学也认为骨折愈合的两个重要因素是血供和固定。刘振利等通过小夹板外固定对前臂微循环影响的实验研究指出夹板对局部微循环有一定影响，而对全身血循环和血液黏稠度影响不大。我们通过甲襞微循环检测也发现，硬纸夹板固定组与其他两组伤肢侧的甲襞微循环指数较健侧都显示降低，而在骨折愈合过程中，却较其他两组恢复快，提示硬纸夹板固定方法对患肢的血运影响相对要小。断端的血运对骨折的愈合起重要作用，硬纸夹板固定后，通过主动的肌肉收缩功能活动，局部微循环的有效改善可加速软组织和骨内的血流速度，输送骨愈合所必需的营养物质，为新骨的形成创造有利的条件，利于骨痂的形成及改造。

（四）利于骨折局部关节功能的恢复

尚天裕对小夹板治疗骨折进行了系统的整理和研究，认为骨折的固定应从肢体活动的目标出发，而活动又不应以干扰骨折部的固定为限度；有效地固定是以肢体能活动为基础，而合理的活动又是加强固定的必要条件。他创造性地提出中医学治疗骨折的新原则——动静结合、筋骨并重、内外兼治、医患合作。我们用硬纸夹板固定治疗骨折和木夹板固定治疗骨折在应用原理上是一致的，即固定骨折邻近的一个关节，并在固定后允许固定外的肢体进行相对的适当活动，这样有利于骨折局部关节的功能恢复，而不是绝对固定。骨折固定治疗后期，配合相应的舒筋活络手法，以促进伤肢关节功能的尽快恢复。

我们在桡骨远端骨折的研究中发现，有移位的桡骨远端骨折多合并下尺桡关节脱位，其发生多是由于断端向桡侧移位使下尺桡关节关系不稳所致。更多见的是桡骨远端骨折嵌入，当桡骨腕关节面低于尺骨小头关节面0.8cm时，腕关节远侧的球状关节面就会对尺骨小头产生一个向尺侧的分力而使之脱位，从而引起前臂旋转功能障碍，严重影响前臂功能。通过手法整复纠正骨折各方向的移位，硬纸夹板固定于屈腕尺偏位，恢复并持续保持掌倾角和尺倾角，从疗效上看可有效减少下尺桡关节脱位导致的前臂旋转功能障碍。硬纸夹板外固定期间，腕和手指的有限活动，一方面可使腕手部的伸肌腱在桡骨背面腱沟中滑动，避免肌腱的粘连；另一方面也可避免关节囊、韧带因长期固定不动发生挛缩，影响腕关节的活动；重要的是在拆除夹板后，腕手部的功能恢复更为迅速。石膏固定绝对限制了骨折部腕掌关节、桡腕关节甚至掌指关节的活动，使局部绝对静止。这种静止，导致静脉回流受到影响，既不利于肿胀的消退和骨折断端应力刺激，又可造成腕背侧的肌腱粘连，不利于腕手部的功能恢复。

通过以上比较，硬纸夹板外固定的治疗优势如下：

1. 材料质轻：外固定过重可增加骨折断端的剪力，影响骨折愈合。硬纸夹板材料质量轻，避免了因材质过重而增加的骨折断端剪力影响骨折愈合的缺点，最大限度避免影响伤肢的练功活动。

2. 可塑性好：可根据肢体部位的体形，剪成各种形状，沾水浸湿后更易使固定材料与肢体的形态相贴合，固定后的舒适性好。

3. 固定牢靠：材料力学试验证明，硬纸夹板属韧性、塑形材料，具有一定的弹性和韧性，弹性模量低、延伸率较高，能够适应肌肉收缩和舒张时所产生的肢体内部的压力变化；硬纸夹板沾水塑形后的截面弯曲可加强刚度，有足够的支持力而不变形、不折断，提高了抗失稳能力，利于保持复位后的骨折稳定性。

4. 有效消除应力遮挡：硬纸夹板外固定给骨折端提供了相对的弹性固定力学环境，对骨折端无应力遮挡效应，对骨折自然愈合过程无干扰。

5. 利于骨折的愈合和关节功能恢复：通过固定期间不断调整预应力，并利用功能锻炼在骨折部产生间断的生理应力，即夹板外部压力和肌肉收缩的内部压力，可促进骨折断端新生骨痂的形成，缩短骨折愈合的时间。同时便于固定期间患肢的功能锻炼，更好地促进关节功能的恢复，并减轻失用性骨质疏松的发生发展。

6. 硬纸夹板有一定的吸附性和通透性，有利于体表散热。

7. 硬纸夹板更易被X线穿透，便于治疗期间复查。

8. 硬纸夹板价格低廉，可减轻患者的医疗费用，符合卫生经济学要求。

经过系统的临床观察和材料力学的研究，我们认为硬纸夹板外固定治疗骨折，有材料重量轻、可塑性强、强度适中、固定牢靠、运用灵活、调整方便、舒适合体、通透性好等优点，能较快地使骨折愈合，并能最大限度地减少骨折并发症的出现。

硬纸夹板外固定治疗闭合性骨折是我院骨伤科多年应用的传统方法，在临床治疗中我们积累了丰富的经验，并得到了患者的认同和欢迎。当然，任何一种外固定方法都不是尽善尽美的，都有它的适应证，同样硬纸夹板外固定也并不是治疗闭合性骨折的唯一方法。这就需要医生在临床中仔细体会，辨证施治，审时度势，严格把握适应证，选择相应的固定方法。只有这样，才能达到满意的疗效。

第五章

丰盛正骨手法

　　正骨手法又称接骨手法，临床应用广泛。骨伤科正骨手法主要用于骨折、脱位的整复和筋伤、内伤及骨关节疾病的理筋和调理，有治病疗伤、康复保健的作用。在骨折的治疗中，因为骨折的移位，如不用手法整复，则虽有灵丹妙药，也无法纠正其畸形和错位，故正骨手法是治疗骨折的最关键技术，正如《医宗金鉴·正骨心法要旨》所说："手法者，诚正骨之首务哉。"

　　丰盛骨伤科治疗闭合性骨折的整复手法，以"筋骨并重"为要点，以"稳准轻巧"为特色，以"功能至上"为目标，手法独具特色、简便实用、效果颇佳，在京城享有盛誉。

第一节　手法的作用、实施原则和注意事项及练习要点

一、手法的作用 ■■■

　　骨折后，断端移位，骨骼失去了其正常的解剖位置。通过正骨手法的整复，可以使移位的骨折断端回复到正常的位置，即所谓"陷者复起""突者复平"。《医宗金鉴·正骨心法要旨》云："夫手法者，谓以两手安置所伤之筋骨，使仍复于旧也。"正骨手法是使受伤之筋骨恢复原有形态和功能的重要方法。

二、手法实施的原则 ■■■

　　（一）整体观念

　　整复手法应在经过详细的临床检查及必要的辅助检查，明确诊断，全面而

准确地掌握病情的前提下施行。强调整体，亦不失具体。手法应用必须遵循辨证施治的原则，因损伤有轻重之别，又有皮肉、筋骨、关节之分，加之解剖部位、粉碎程度及年龄、体质各有不同，故要求按具体病症选用相应的手法。此即中医学的"因人而治、因病而治、因位而治"，防止千篇一律。

（二）逆损伤机制

在骨折的治疗过程中，要想达到满意的疗效，应对骨折施行早期正确的整复，达到解剖复位或功能复位。骨折的整复过程是骨折移位的反过程，手法操作时应逆损伤机制进行，即将移位的骨折按骨折移位的途径返回原位，从骨折的远折端向近折端对位对线。如骨折存在多种移位情况，应首先纠正短缩移位，再按顺序纠正旋转、侧方移位及成角移位。

（三）筋骨并重

筋与骨是人体复杂而平衡的运动系统的总称。筋束骨，骨张筋，筋骨是并用的，筋与骨的关系十分密切。肌肉收缩产生的力通过筋作用于骨，不同部位的筋通过骨将力进行有效整合，从而产生协调统一的运动模式。筋与骨在结构上密不可分，在功能上相互协调。筋与骨的动态平衡关系体现在骨折治疗的各个阶段，故在治疗骨折时须重视筋骨并重。正骨必须顾及理筋，筋柔才能骨正，骨正才能筋柔，筋骨协调平衡，功能自然恢复。筋骨并重理念对促进骨折早期愈合及恢复患肢功能具有十分重要的意义。

《医宗金鉴·正骨心法要旨》云："夫手法者，谓以两手安置所伤之筋骨，使仍复于旧也。"这说明用手法治疗骨折，不仅要使断骨复位，而且骨折后所伤之筋也要复旧。

1.骨折复位要做到筋骨并重　做到筋骨并重必须注意以下两点。

第一，手法整复时，着力部位要准确，注意手下感觉及患者反应，牵拉推挤、摸接端提须恰到好处。手法操作要巧借筋力，干脆利落，做到"快"和"准"。力争一次复位成功，以避免骨折周围软组织发生二次损伤。

第二，完成骨折复位后维持骨折位置，要顺筋掌筋，使骨复位，筋回槽。在使用理筋手法时，动作要轻柔，以不增加患者痛苦为原则。

2.固定骨折部位要注意护筋　在骨折固定时既要固定好骨折部位，又要注意对筋的保护，避免再次损伤筋肉。护筋可以保持骨的营血供给，维护血液循环，保证筋骨的连接与康复。固定期间，可以调理经筋，或手法活筋、理筋，调整筋肉张力，充分发挥"筋束骨"的作用。维持筋骨平衡与骨折部位的动静力平衡，利于骨折固定与康复。

3. 骨折固定后期注意治筋　针对局部痛点筋结，可行揉筋法、理筋法、活筋法、通经活络法、点穴法等按摩理筋法，加强患者肢体的被动功能锻炼，促进气血运行。有计划、有节奏地对患者实施相应的手法，可促进肢体功能的恢复，最大限度地恢复肢体功能。

（四）稳准轻巧

正骨手法临床应用要努力做到"及时、稳妥、准确、轻巧"，以不加重局部组织的损伤为原则，力争一次整复成功。

1. 及时　骨折的手法整复非常强调早期治疗的重要性，在全身情况允许的情况下，早期及时的复位直接影响骨折整复的成功和效果。早期整复时，断端出血不多，肢体肿胀不明显，皮肤无张力性水疱出现，便于触摸骨骼和手法的运用，患者痛苦少。但早期整复的原则必须根据患者具体情况而定，如损伤性休克患者，即使有骨折也必须在纠正休克、全身情况好转以后，方可施行手法。

2. 稳妥　包含两个方面：一是指施行手法时应有力而稳妥；二是指医生要表情从容、心中有数，对骨折移位的方向及手法如何运用心中明了。这就要求在骨折整复前对X线片显示的骨折移位情况应认真分析，形成立体的概念，在整复时做到"手随心转，法从手出"。另外，医生和患者的体位要适当，避免造成肢体新的损伤，以保证手法的正确实施。

3. 准确　指施行手法操作要准确、实效，用力大小要恰到好处，避免不必要的动作。只有这样才能做到快速整复，减少患者痛苦。要使手法操作准确，取得实效，则必须对损伤局部的解剖有明确的了解。

4. 轻巧　指施行手法时动作要巧妙、轻灵，尽量做到既省力又有效，切忌鲁莽行事，反复暴力整复，增加患者不必要的痛苦和造成新的损伤。

（五）功能至上

骨折治疗的最终目的是恢复肢体的原有功能。开放性手术不论做得如何精细，总会给患者造成一定程度的侵袭或损伤。把闭合性骨折变成开放性，会影响骨折局部血运，降低骨折部的自身修复能力，有时甚至还会引起一些合并症，造成不良后果。中医正骨手法在不破坏局部骨折血运的前提下复位骨折，更有利于骨折的愈合。手法整复，一次性达到骨折解剖复位固然重要，但是不能纠结于必须达到解剖复位。对于一些难以整复满意的骨折，即使达不到解剖复位的要求，只要骨折对位对线满意，符合功能复位的要求，也可有较好的预后。丰盛骨伤特别强调骨折治疗的目的在于"功能至上"，因为骨组织有强大的再生与塑形改造能力，治疗骨折应该为患者康复创造有利条件，而不是伤上加伤，干扰和破坏骨组织的自身修复能力及赖以生存的血液供应。因此在手法整复时，不必强求解剖复位，而应强调顺乎自然、合乎生理、符合生物力学、适应骨组织生物性能等。当然，医务人员和患者多方位进行沟通，讲明功能复位对肢体功能恢复情况的影响程度，取得患者的理解和康复进程中的积极配合，并可有效地避免医疗纠纷的产生。

三、手法操作的注意事项 ■■■

　　手法在骨伤科的治疗中起着重要的作用，若应用不当，就会产生不良的后果，手法操作的注意事项如下。

　　1.施行手法前要充分了解病情，明确诊断，并向患者告知病情；认真阅读X线片（必要时需CT三维重建），对骨折的类型和移位方向仔细揣摩，熟记在心；充分了解患者受伤的时间和全身的情况；准确认识患者能否耐受手法操作。只有这样才能正确地使用手法。

　　2.施行手法要有目的和计划，如选用何种手法及如何进行操作，患者的体位，助手如何配合，是否需要麻醉等，都要周密考虑，统筹安排。

　　3.施行手法操作时，医生的态度要从容沉着，工作要严肃认真，操作要熟练敏捷，努力消除患者的紧张心情，尽量减少患者的痛苦，争取其信赖与合作。

　　4.严格掌握正骨手法的适应证和禁忌证。对急性传染病、精神病、骨髓炎、血友病、妇女怀孕期等患者应禁用或慎用手法，对于有心脑血管疾病的患者要对病情进行评估，必要时需请内科医生会诊后再进行整复。空腹患者可因疼痛出现虚脱，操作时也要引起重视。

　　5.手法操作时，除非万不得已不要在X线透视下进行。在X线透视下进行，不仅危害患者和医生的身体健康，且难以得心应手，往往顾此失彼，很难获得满意的复位。若必要在透视下进行复位，必得众医讨论，非经验丰富者不可为之。

　　6.切忌将闭合复位技术看作是试验性治疗，骨折手法整复的技术性不可忽视。医生和助手应将每一位患者需要手法复位的骨折仔细分析，制订出较完备的整复方案。

四、手法的练习要点 ■■■

学习骨伤科手法，必须进行较长时期的练习和实践，不断积累手法经验和技巧，才能临证时得心应手。

（一）勤学、苦练

对正骨手法的练习，要掌握正常人体的解剖关系，尤其是熟悉骨突等体表标志。首先在自己身上模拟练习，或相互练习，然后再跟随老师在患者身上体验。

（二）练力、练劲

牵拉练习，主要是练腕力和臂力，如手拉滑车、拉钢丝弹簧扩胸器等。端提练习，主要通过举重进行锻炼，如举杠铃、提石锁等。端提推挤练习，主要是增强臂的扭劲和腕力，如拿沙袋、拿坛口，腕关节做鲤鱼摆尾的练习等。

（三）全面的体格锻炼

坚持自身的体育锻炼非常重要，如练气功、打太极拳等，均要持之以恒，只有筋骨坚强、体力充沛、体格健壮，才能保证手法的顺利实施。

第二节 手法的要求和标准

一、手法的要求 ■■■

正骨手法要求"稳、准、巧"，不额外增加局部损伤。手法复位以医生的两手操作为主，根据不同的情况，辅以身体的其他部位（如前臂、下肢）；对较小的骨折可用两手的手指复位，较大的骨折，可加用两手掌和两前臂进行整复（如股骨干骨折的侧移位，用两手掌或两前臂对向挤压进行复位），可根据具体情况而采用。施行手法复位时，可采用综合复位，也可采用分解复位。复位时应争取一次成功，如必要可再次整复，但切忌反复、粗暴整复。

二、手法复位时间 ■■■

骨折复位的时间越早越好。伤后1~4小时，局部瘀肿较轻，复位操作容易，最适宜复位。伤后4~8小时，瘀血未凝固变硬，复位效果亦佳。伤后8小时以上，局部肿胀明显，甚至出现水疱者，复位难度加大。若伤后1~2天，或更迟一些，软组织肿胀不严重，又无其他并发症者，手法整复也能获得良效。骨折2周之内均有复位可能，但儿童骨折1周以后复位难度加大，陈旧性骨折整复往往难以获得成功，即便复位效果也差。

患者有休克、昏迷、内脏及中枢神经系统损伤时，不宜立即整复，应先抢救患者的生命，待全身情况稳定后再进行复位；开放性骨折伴骨折端外露时，除非断端压迫主要血管、神经，否则不宜立即整复，而应在清创处理后再进行复位；伤肢肿胀严重者，可先做临时制动，进行消肿治疗，待肿胀减轻后再尽早整复。儿童骨折愈合快，更应强调早期整复，不应等待肿胀完全消退，否则随着时间推移将有新生骨产生，造成复位困难和破坏新生骨而至骨折迟缓愈合。伤肢有张力性水疱和血疱者，可在无菌条件下抽吸干水疱和血疱，外用碘伏，消毒纱布覆盖后，以夹板或石膏临时固定，待水疱、血疱好转后再进行复位。手法复位时，着力点应尽可能避开水疱、血疱位置。

三、手法复位标准 ■■■

1.解剖复位　指骨折之畸形和移位完全纠正，恢复了骨的正常解剖关系，对位（指两骨折端的接触面）和对线（指两骨折段在纵轴上的关系）完全良好。解剖复位是最理想的复位，它可使断端稳定，便于早期练功；断端接触面最大，骨折愈合快；愈合后符合生理要求，功能好。

2.功能复位　指骨折复位虽尽了最大努力，某种移位仍未完全纠正，但骨折在此位置愈合后，对肢体功能无明显妨碍的复位。

严格来讲，骨折整复都应达到解剖复位或近解剖复位，但对某些难以复位的骨折，应根据患者的年龄和骨折部位做到功能复位。功能复位主要从对位、对线和长度三方面来衡量，即骨折端虽未恢复到正常的解剖位置，但长骨干骨折，对位至少应达1/3左右，干骺端骨折至少应达3/4左右；对线标准要求，骨折部的旋转移位、分离移位必须完全纠正。

成角移位若与关节活动方向一致，日后可在骨痂改造塑形期有一定的矫正和适应。但在成人的下肢，与关节活动方向一致的向前或向后成角不宜超过10°，儿童则不宜超过15°。向侧方成角与关节活动方向垂直，日后不能自行矫正，故必须完全复位。如股骨干骨折或胫骨干骨折，若有侧方成角畸形，则可引起膝关节和踝关节内、外两侧在负重时所受压力不均，日后可继发创伤性关节炎，引起关节畸形及疼痛。上肢骨折对不同部位的复位要求也不同：肱骨干骨折一定程度的成角对功能影响不大；前臂双骨折若有成角畸形将影响前臂旋转功能。复位后肢体长度标准：儿童处于生长发育时期，下肢骨折若缩短在2cm之内，如无骨骺损伤，可在生长发育过程中自行矫正，而成人要求缩短移位不超过1cm，否则，可造成跛行。

丰盛正骨强调骨折治疗"功能至上"，对不能达到解剖复位者，力争达到功能复位。单纯追求解剖复位而反复进行多次的手法复位，或滥用粗暴手法或轻易切开复位等，均会增加软组织的损伤，影响骨折愈合，或引起感染等并发症。功能复位的要求按患者的年龄、职业和骨折部位的不同而有所区别。如治疗老年人骨折，首要任务是保存生命，对骨折复位的要求比青壮年低；年轻的舞蹈演员、体育运动员，骨折复位的要求比一般人高；桡尺骨骨折比锁骨骨折的复位要求要高，桡尺骨若有成角、旋转等畸形愈合，将影响前臂的功能，而锁骨骨折即使复位稍差，骨折畸形愈合，一般也不会影响上肢功能；儿童因为骨折后塑形能力极强，更不必强求解剖复位。

四、手法复位前的准备 ■■■■

手法整复之前，应向患者告知病情，安抚患者，缓解患者紧张情绪，尽量取得患者的配合。

（一）医生和助手的准备

医生和助手应先充分了解患者的全身和局部情况，结合病史、受伤机理、临床检查结果以及X线片（必要时CT）等做出诊断，确定骨折的部位、类型、移位方向，制订手法复位的方法、步骤和防止患者发生意外的措施；明确工作人员的职责，准备好外固定器具，如夹板、压力垫、牵引装置等，以免临时仓促，手忙脚乱，影响手法复位的效果。

（二）麻醉

骨折复位可采用麻醉止痛，以使肌肉松弛，便于复位，也可避免患者因疼痛引起晕厥、休克。临床中除局部麻醉外，其他类型的麻醉一般由麻醉医师决定，如针刺麻醉、局部麻醉、神经阻滞麻醉、硬膜外麻醉或静脉全身麻醉等，但麻醉特别是全身麻醉前，对患者全身情况应有足够估计。

丰盛正骨在骨折整复时常采用丙泊酚静脉全身麻醉，安全有效，麻醉时间一般在10分钟左右，可满足任何骨折的整复需要。麻醉时需要有心电监测和呼吸机辅助；对无法配合的患儿，可用氯胺酮麻醉或全身麻醉。一般骨折的复位均可采用局部血肿内麻醉，这种麻醉方法安全实用，多用于新鲜闭合性骨折患者的复位前麻醉。

在局部血肿内麻醉时，无菌操作必须严格，以防止骨折部位感染。麻醉时用2%利多卡因溶液配成所需浓度后取10～20mL，先在骨折处皮下少量注入，再将注射针头逐步刺入深处，当注射针进入骨折部位的血肿后，可抽出暗红色的陈旧血液，然后缓慢注入麻醉药，麻醉药即可均匀地分布在骨折端周围，3～5分钟后即起麻醉作用。若骨折时间较久，瘀血凝结，麻醉药不能扩散分布时，在骨折端周围分点注射，亦能起到局部麻醉的作用。如骨折较久，估计复位均时间比较长或软组织痉挛较严重时，可用神经阻滞麻醉，上肢用臂丛神经阻滞麻醉，下肢用坐骨神经与股神经阻滞麻醉，亦可用脊椎麻醉或硬膜外麻醉。医生手法熟练而完全有把握在短时间内获得满意复位者，也可以不用麻醉，但必须对患者整体情况进行评估，以免因疼痛出现心脑血管意外的情况。

（三）伤肢体位

麻醉后，将伤肢置于适当的位置，使肢体的屈伸两组拮抗肌群处于相对松弛的状态，减少肌群对骨折段的拉力。上肢的骨干骨折，患者可取坐位或仰卧位，肩关节外展90°、前屈30°，肘关节屈曲90°，前臂中立位、腕关节0°。下肢骨干骨折，患者取仰卧位，一般髋关节伸直外展20°～30°，膝关节屈曲10°，踝关节跖屈15°～30°。但不尽一致，如髌骨骨折复位时，膝关节应处于0°位置；股骨髁上骨折时，膝关节宜半屈曲45°。总之，其目的是放松肌肉，减少肌群的牵拉力。

第三节　丰盛正骨八法

中医学中对于正骨手法的记载较多，如唐代蔺道人《仙授理伤续断秘方》记载了相度、忖度、拔伸、撙捺、捺正五法。清代吴谦《医宗金鉴·正骨心法要旨》发展为摸、接、端、提、按、摩、推、拿正骨八法。丰盛正骨经过不断摸索、体会，结合西医学研究，总结出"正骨八法"，即：摸、拉、提、按、推、挤、扣、接。骨折复位必须掌握以"子求母"，即以远端对近端的复位原则，于复位时移动远断端（子骨），去对合近断端（母骨）。

一、摸法 ■■■

摸法即手摸心会，是进行骨折手法复位的首要步骤，并贯穿于整复过程的始终，其目的是了解骨折部位情况或整复结果。手摸可以感知患者皮肤肿胀情况，防止整复时皮肤损伤。同时手摸可以了解皮下组织的状态，如若患者肌肉紧张痉挛将不利于手法的复位。对于软组织覆盖较少之处的骨折，手摸可以了解骨折断端的情况，结合影像学检查更可准确判断骨折的移位情况。在骨折整复前，医生必须用手仔细地在骨折端触摸，先轻后重，由浅入深，从远到近，结合患者肢体的畸形和X线片上显示的移位方向，在脑中形成骨折移位的立体图像，并由此制订出手法复位操作的方案。也就是说通过以手触摸，用心体会，以达到"知其体相，识其部位，一旦临证，机触于外，巧生于内，手随心转，法从手出"（《医宗金鉴·正骨心法要旨》）的目的。

二、拉法 ■■■

拉法即拔伸牵拉，此法主要用于矫正骨折的重叠移位。沿着骨折远端的移位方向顺势拔伸牵拉可以克服局部肌肉紧张的拉力，矫正重叠移位，恢复肢体的长度。骨折整复一般应遵循"欲合先离，离而复合"的原则，拔伸牵拉即可达到此目的。两助手分别握住骨折远近端，按肢体原来位置，顺势牵引，即顺畸形方向进行对抗牵引，把刺入骨折部周围软组织内的骨折断端慢慢地拔出来，然后将骨折远端置于与骨折近端一致的方向进行牵引，拉开重叠的骨折端。拔伸牵拉的手法是后续其他接骨手法能够得到使用的前提条件，且推挤、提按等手法在应用时仍需维持一定的牵拉力。另外，骨折复位后在安放夹板时，助手对骨折远近折端仍要保持一定的牵拉力，至夹板捆缚完毕方可松开，以免断端在固定夹板的过程中出现再次移位。

足够力量的牵拉力可有效对抗患肢的肌肉收缩力，便于骨折整复，但在肱骨干横断骨折时，忌用强力牵拉，以免出现断端分离，如断端分离，肌肉失去回缩弹力，骨折将出现迟缓愈合甚至不愈合，这种情况在临床中应予以高度注意。

三、提法、按法 ■■■

提法、按法主要用于矫正有前、后侧方（即上、下侧或掌、背侧）移位的骨折。一般情况下两法联合使用。如整复三踝骨折，在矫正后踝骨折伴距骨后脱位时，医生一手托握足跟向上提，另一手掌置于小腿远端前方向下用力，即可完成距骨和后踝复位。对于伸直型肱骨髁上骨折，在已矫正重叠、旋转移位的基础上，医生两手拇指置于向前突起的骨折近端向后方按，余指环抱托提下陷的骨折远端向前，即可矫正骨折的前后方移位，使陷者复起，突者复平。

四、推法、挤法 ■■■

推法、挤法主要用于矫正长管骨骨干存在内、外侧方移位的骨折。向外为推，向内为挤，一般情况下两者联合使用。操作时在持续牵引下，医生用两手分别握住骨折远近两端，将向外移位的骨折端向内侧挤压，同时将向内移位的骨折另一端向外推顶，迫使骨折端对合，从而矫正内、外侧方移位。矫正侧方移位时，部位要明确，用力要适当，方向要准确，着力点要稳妥。

五、扣法 ■■■

扣法也称扣挤捏合，指粉碎性骨折块可用拇指与其他四指对向捏合，主要用于矫正分离性或粉碎性骨折。操作时用两手手指交叉合抱骨折部，双手掌对向叩挤，将分离的骨折块挤紧、挤顺。膝部、踝部和肱骨髁间的"T""Y"形骨折有横向分离移位者，扣挤时应用力对向挤压。三踝骨折下胫腓关节分离者，在矫正其他方向的畸形后，可最后用双手掌用力对向扣挤，使之复位。粉碎性骨折块用捏合手法，用力不可过大，要保护仍然相联系的骨膜和其他组织，否则骨碎块游离，影响愈合。跟骨骨折足跟增宽者，扣挤时应用力挤压，否则不能矫正。

六、接法 ■■■

接法是整复骨折其他多种手法的综合运用。骨折后，断端除了存在重叠、侧方移位以外，还可能存在旋转、成角、背向等不同移位，同时骨折线也可能为斜行、螺旋形等，甚至为粉碎性骨折。此时，手法复位就需要根据具体情况而综合运用。接法一般包括六种操作方法。

（一）旋转回绕

旋转和回绕为两个手法，分别用来矫正骨折断端间的旋转及背向移位。

1.旋转手法 主要用于矫正有旋转移位的骨折，尤其是关节附近的骨折，骨折的远段多有旋转移位。旋转手法施用于牵引过程中，以远段对近段，使骨折轴线相应对位，其手法旋转的方向与骨折移位的方向相反，这样骨折的远近两段便回复在同一轴线上，旋转畸形即自行矫正。

2.回绕手法 多用于骨折断端间有软组织嵌入的骨折和有背向移位的斜形骨折。首先是加大牵引，使嵌入的软组织解脱。然后按骨折移位时相反的方向，施行逆向回绕，使背对背的骨折端变成面对面，再整复其他移位。可从骨折端相互触碰音的有无和强弱来判断嵌入的软组织是否完全解脱。使用回绕手法时必须十分谨慎，动作要轻柔，以免造成邻近神经、血管的损伤。如整复锁骨骨折、尺桡骨干骨折中长斜形骨折面的背向移位，可在牵引下应用旋转回绕手法复位。

（二）屈伸收展

屈伸收展主要用于矫正骨折断端间的成角畸形，如有移位及成角畸形的关节附近的骨折，或关节内骨折。这类骨折的成角多是由于短小的近关节侧的骨折段受单一方向的肌肉牵拉过紧所致，整复时单靠牵引手法不但不能矫正畸形，甚至牵引力量越大，成角越大，而且关节附近骨折的近关节骨折段太短，不易用手握持固定。因此，对单轴性关节（肘、膝关节）附近的骨折，操作时在牵引的基础上，只有将远侧骨折段同与之形成一个整体的关节远段肢体，采用或屈或伸或收或展的手法，共同牵向近侧骨折段所指的方向，成角畸形才能矫正。如伸直型肱骨髁上骨折，需在拔伸牵引下屈肘，而屈曲型则需在拔伸牵引下伸肘。对多轴关节（肩、髋关节）附近的骨折，一般在三个平面上移位（矢状面、冠状面及水平面），复位时要改变几个方向，才能将骨折复位。如肱骨外科颈内收型骨折，应先在内收内旋位拔伸牵引，而后外展，再前屈上举至头顶，最后内旋叩紧骨折，慢慢放下上举的肩关节，才能矫正骨折断端的嵌插、重叠、旋转移位和向内、外、前方的成角畸形。

（三）成角折顶

成角折顶用于矫正肌肉丰厚的横断或锯齿形骨干骨折有重叠移位，不能通过拔伸牵引顺利矫正者。操作时以两拇指并列抵压在骨折突出的一端，两手其余四指重叠环抱骨折下陷的一端，两手拇指用力挤按突出的骨端，并使骨折处的成角加大，达到骨折两端挤按相接，再突然用环抱的四指将下陷的骨端猛向上提，进行反折。同时，拇指继续推突出的骨端，矫正移位的畸形。成角折顶最常用于整复前臂双骨折的骨折面在同一水平的横断或锯齿形骨折。

（四）夹挤分骨

夹挤分骨用于矫正并列部位的双骨骨折移位，本法可防止两骨相互靠拢。骨折段因成角移位及侧方移位而互相靠拢时，医生可用拇指及食、中、环指由骨折部的两面（掌背面或前后面），夹挤两骨间隙，使骨间膜张开，靠拢的骨折断端分开，这样并列的双骨骨折就能像单骨骨折一样一起复位。前臂双骨骨折、掌骨骨折、趾骨骨折的整复常用夹挤分骨的手法。

（五）纵压触碰

纵压触碰常用于检查横形或锯齿形骨折的复位效果。横形或锯齿形骨折时，医生两手固定骨折部，助手牵引骨折远端沿骨干纵轴方向挤压，若骨折处不发生重叠移位则说明骨折对位良好，也有利于骨折端的紧密对合。对于一些整复后尚存轻度分离移位，或固定过程中出现分离移位者，如肱骨干横断骨折发生的分离移位，可沿骨干的纵轴方向叩压触碰，使断端紧密接触。

（六）顺骨捋筋

顺骨捋筋是骨折整复后的善后手法。骨折整复后，尚有周围软组织不同程度的损伤，部分肌腱扭曲，用拇指及食、中指沿骨干上下轻轻推理数次，使扭转曲折的肌肉、肌腱等软组织舒展通达，瘀散筋舒。操作时动作要轻柔，按肌肉、肌腱走行的方向，自上而下，顺骨捋筋。

总之，以上八种正骨手法，可根据骨折不同的部位、类型和移位情况选择使用。手法操作灵活多变，可根据具体情况，将某些手法组合起来形成套路手法应用，一气呵成完成。丰盛正骨在多年骨折整复的临床实践中，形成了许多简单、实用、易行的骨折复位法，如三踝骨折的"四步正踝"复位法。"四步正踝"复位法为单人复位，医生操作不必改变体位，采用提拉、旋翻、背伸、扣挤四步手法，作用于脱位的距骨使其回位，进而推挤或通过踝关节周围的韧带牵动使内外踝和后踝复位。此外，还有锁骨骨折的"架肩上提法"等。这些具体的手法操作将在各章中详细介绍。

第五章 丰盛正骨手法

第六章

上肢骨折

第一节　锁骨骨折

一、概述 ■■■

锁骨位于胸廓的顶部前方，全长位于皮下，为上肢带与躯干连接的唯一骨性结构，易遭受外力发生骨折，在儿童时期尤为多见。本病多为间接暴力所致，跌仆时身体向一侧倾斜，上肢外展，肘、手或肩外侧先着地，或肩部外侧受到撞击，暴力传导导致锁骨骨折。

二、诊断与分型 ■■■

依据外伤史、临床表现、查体及X线检查可明确诊断。锁骨骨折有Neer、Craig、Edward、Rockwood、Allman等多种分型，为有利于指导具有我院特色的手法整复和外固定方式，我们通常采用以下分型标准（图6-1-1）。

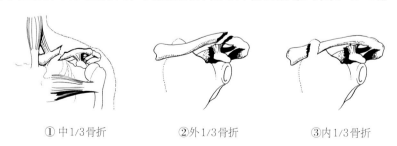

①中1/3骨折　　②外1/3骨折　　③内1/3骨折

图6-1-1　锁骨骨折的分型

三、治疗 ■■■

（一）固定材料

将硬纸板折叠成3~4层，剪成长宽分别约为患者锁骨长度的1/2、1/3的长方形夹板后再修剪成半月形，表面浸湿备用（图6-1-2）。

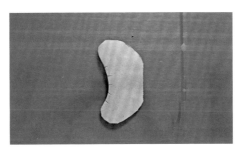

图6-1-2　锁骨骨折半月形板

长2寸、拇指粗的棉卷2根；方形大棉垫1块，大小超过夹板；3寸厚大棉垫2块，用于垫在腋下；另备薄棉垫、三列绷带若干。

（二）手法整复

架肩上提法、旋转变位法、架肩下牵法，以上诸法综合运用。

1. 架肩上提法　患者取坐位，医生面向患者站立。一助手站于患者后侧，将前臂放在患侧腋下，另一手握住患侧肘部。放在腋下的前臂用力向上端提（图6-1-3①），医生用两手分别捏住骨折的两断端，轻轻向上向前牵拉，用捏挤的方法使骨折对位（图6-1-3②）。对于断端向前上方成角畸形的患者，医生用手保护住骨折的对位，助手从腋下抽出前臂放下肩部，医生再用手轻轻按压骨折的凸出部位，按平为止，使骨折恢复对位对线。

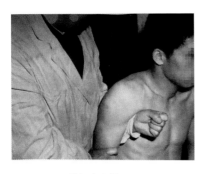
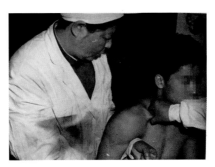

①架肩上提　　　　　　　　②成角牵拉

图6-1-3　架肩上提法

2.旋转变位法 患者正坐，助手以一前臂放在患侧腋下用力向上提，另一助手扶握患侧肘部。医生用两手分别捏住骨折的两断端，一手将远端固定住，另一手将骨折近端用按压旋转的方法把骨折近端从骨折的前方或后方按到骨折远端的下方（图6-1-4①），把原来近端在上、远端在下的错位状态改变成近端在下、远端在上的错位状态（图6-1-4②）。

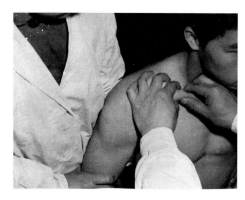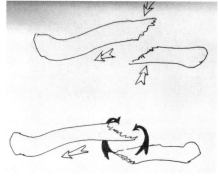

①旋转变位法　　　　　　　　②旋转变位示意图

图6-1-4　旋转变位法

3.架肩下牵法 一助手双手握紧患侧上臂，逐渐用力向下牵引，医生双手捏住骨折的两断端加以保护，在助手向下牵拉的过程中可感觉骨折远端渐渐向下移动，当牵至骨折对位时停止牵拉，此时医生手下可感觉到有响声出现，即为对位（图6-1-5）。

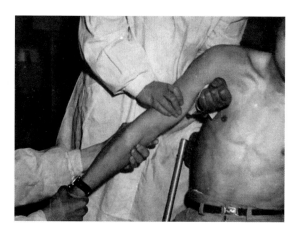

图6-1-5　架肩下牵法

（三）固定方法

采用双肩横"8"字绷带固定。

患者正坐，双手叉腰挺胸、双肩外展。先在骨折部位上下各压1个拇指粗细的棉卷，以橡皮膏粘好。局部放置方形棉压垫后将半月形硬纸夹板放于其上，凹面朝向颈部（图6-1-6）。双侧腋下垫以3寸厚棉垫，用绷带横向双"8"字固定（图6-1-7）。

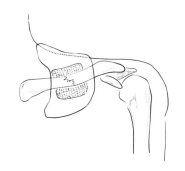

图6-1-6　夹板、棉卷放置示意图

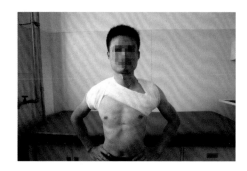

图6-1-7　"8"字绷带外固定

固定后，观察患者双上肢感觉5分钟，如无麻木、疼痛加重感觉即可每周复查1次，调整外固定松紧。一般骨折固定4~6周，根据骨折愈合情况拆除外固定，行肩关节功能锻炼。

（四）功能锻炼

1. 主动功能锻炼　①固定完毕即可练习患侧手、手指、肘的主动活动。②成人骨折愈合拆除夹板后可练习患肩各方向活动，避免关节粘连加重，如"面壁爬墙""上举梳头""背后拉手"等。

2. 被动功能练习　自骨折固定4周后开始于每周复查时视断端生长情况可打开固定，医生给予患肩各方向适度活动，然后继续予以固定。儿童骨折固定3周即可拆除夹板进行被动功能练习。

3. 手法按摩　以右肩为例，患者取坐位，右肩尽量外展并屈肘，医生先轻揉拿捏患肩1~2分钟使患者适应后逐渐增大手法力度，右手掌根以垂直于三角肌、冈上肌、冈下肌、小圆肌、大圆肌的用力方向，手不离皮肤地按揉，每处按揉约1分钟。再以拇指按揉三角肌前部、肱二头肌长头腱、胸大肌及其肌腱等处，每处按揉1~2分钟。医生一手固定住患侧肩胛骨，另一手托扶患侧肘部做患侧肩关节的环转数次，以患者能耐受疼痛为度。最后医生双手十指相扣，以归挤的方法按揉患肩数次。

四、典型病例 ■■■

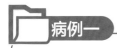

高某，女，21岁。因"摔伤致右肩痛活动受限2天"于1975年5月7日来我院就诊。患者2天前骑自行车与他人相撞摔下，右肩着地致伤，当即右肩疼痛，不能活动。查体：右肩前方肿胀，压痛及纵向叩击痛存在，皮肤无破损。拍X线片显示：右锁骨中段斜形骨折，近断端向上移位，骨折断面呈背向。

诊断：右锁骨骨折（中1/3）。

治疗：行手法整复局部硬纸夹板及双肩横"8"字绷带固定。

方法：患者取正坐位，首先由一助手采用架肩上提法，从患侧腋下上提患侧肩部，使骨折处的肌肉松弛，两折端相互靠近。然后使用变位成角法，由医生双手分别捏住骨折的远近折端，同时向前牵拉，使骨折向前成角，这时医生一手捏住骨折的部位，保持对位，另一手按压骨折成角的顶部，轻轻向后按压，直到成角消失，骨折对位对线。最后采用双肩横"8"字外固定。复位后拍片骨折复位满意（图6-1-8）。每周复查调整绷带松紧，5周后拍片显示骨折愈合，嘱患者行肩关节功能锻炼，10周左右右肩功能恢复正常（图6-1-9）。

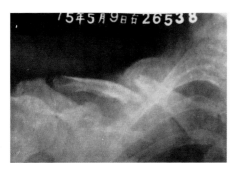

①锁骨骨折复位前

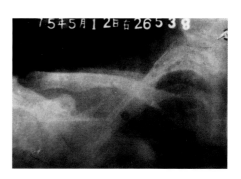

②锁骨骨折复位后

图6-1-8　锁骨骨折复位前后

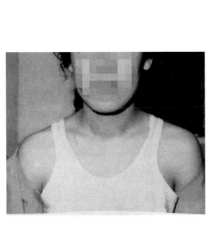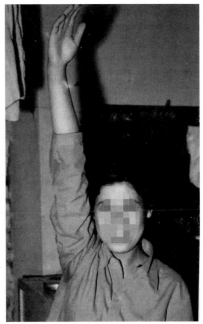

①双侧锁骨外观照　　　②右肩上举

图6-1-9　锁骨骨折愈合后肩关节功能正常

病例二

　　黄某，男，20岁。因"摔伤致左肩痛活动受限3小时"急诊来院。查体：左肩前肿胀，锁骨压痛，可扪及骨擦音。拍X线片显示：左锁骨中段斜形骨折，近断端向上移位。

　　诊断：左锁骨骨折（中1/3）。

　　治疗：患者取正坐位，首先由助手采用架肩上提法，然后医生使用变位成角法，最后再采用架肩下牵法，骨折复位。安置半月夹板后，用双肩横"8"字外固定。复位后拍片骨折复位满意（图6-1-10）。每周复查调整绷带松紧，8周骨折临床愈合（图6-1-11）。

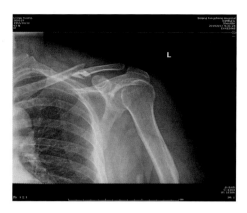 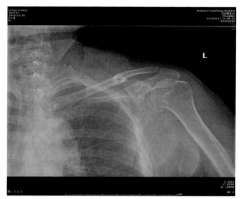

①锁骨骨折复位前　　　　　　　　②锁骨骨折复位后

图6-1-10　锁骨骨折复位前后X线片

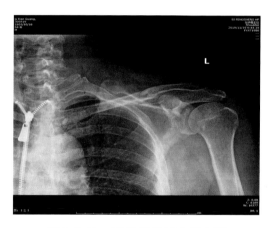

图6-1-11　锁骨骨折固定后8周

五、专家述评 ■■■

（一）锁骨骨折的治疗

锁骨骨折比较常见，多发生在锁骨中外1/3交界处，横断较少，多为斜形骨折，移位明显，可伴有蝶形粉碎骨片。骨折近端因胸锁乳突肌牵拉可向后上方移位。儿童锁骨骨折一般为青枝骨折，可发生成角移位。

锁骨骨折保守治疗的优势很大，几乎不存在骨折不愈合的情况，即便是骨折畸形愈合也不会存在功能障碍，但在一定程度上影响外观。以往人们更多要求的是功能的恢复，其次是对外观的要求，但随着社会进步，出于对美观的要求，越来越多的患者对外观的要求更高，因此该型骨折的治疗目的是在恢复肩功能的前提下，尽量不影响外观。很多医院对患者要求不高的，采用保守治疗；对希望解剖复位进行手术治疗，理由是锁骨骨折难以实现骨折的满意对位和可靠固定，但是仍不可避免地留下手术瘢痕。丰盛骨伤强调骨折治疗"功能至上"，主张锁骨骨折应尽可能保守治疗，而且在多年临床实践的基础上，总结了一套独特的锁骨骨折整复方法，可有效实现骨折的良好对位对线和确实可靠的固定。

（二）关于正骨手法的应用

董万鑫老先生治疗锁骨骨折的正骨手法运用非常巧妙，有别于传统的膝顶复位法，主要采用架肩上提法、旋转变位法、架肩下牵法等几法综合运用，颇有良效。

1.架肩上提法　这是其他骨折整复手法的基础，通过助手的前臂置于患侧腋下向上抬，将肩关节架起来，重叠错位的锁骨骨折端才能牵开，才可为其他骨折整复手法的操作创造条件，有些类似于拔伸牵引手法。

2.旋转变位法　此法较好地体现了丰盛正骨八法中的"接法"，即在架肩上提时骨折处在悬空的状态下，医生一手向后推肩，一手在骨折处把近端在上、远端在下的骨折移位改变成远端在上、近端在下。医生将第2～5指从锁骨上窝处扣住往下按，将近端扣按到骨折远端下方，扶肩之手的拇指向上推按骨折近端，直至将远近折端位置改变。

3.架肩下牵法　此法是在远近折端变位成功后应用。助手保持架肩的状态不变，另一助手握住患侧前臂向下缓慢牵拉，医生双手捏握住骨折两端感知骨折的复位情况。当把反向重叠的骨折端拉平，即远折端向下拉开后与近折端相抵，骨折即可对位，此时医生可运用提按、推挤的手法将锁骨远近折端进一步对位，直至触摸整根锁骨形态复原如初。

治疗锁骨骨折重叠移位明显的患者，需要以上几个手法联合使用。在整复的过程中，因为尖锐的折端有可能刺入软组织等，所以医生要千万注意。可以先行架肩上提，手法提拉软组织来松解。在架肩上提后，医生用旋转、变位、成角、按压、下牵等几个手法使骨折对位对线多可成功。在手法整复时，用力一定要沉稳，尤其是对于有蝶形骨折碎片者，不可用暴力，以免损伤锁骨下方的血管神经。

对于锁骨远端肩峰骨折，可使用架肩上提、按压推挤的方法即可复位。对于儿童成角移位的青枝骨折，触摸到成角凸起部位后适度向下向后按压，当听到"啪"的一声后，即可复位。需要强调的是儿童骨折不必强求复位。

（三）关于锁骨骨折的外固定

锁骨骨折的棉压垫较为特殊，为两个拇指粗细的棉卷分别置于锁骨上下窝位置，夹住已复位的锁骨折端，其上再覆盖以方形棉垫和半月形纸夹板。两侧腋下放置的棉垫一定要厚一些，多达3寸，既能保护腋部血管神经不受压迫，同时还能保持双肩架起的状态，减轻骨折断端间再移位的不良应力。

复位后直至固定结束，患者均要保持挺胸收腰、双肩外展后伸的姿势进行横向"8"字绷带固定。绷带固定时绷带绕行的方向，应尽量在患侧使绷带从腋下向前上方缠绕至肩背部，以维持肩部后伸体位。绷带绕行腋下时要确保平铺缠绕，避免呈索条状捆绑。做患肩"8"字绷带固定时，每次绷带绕至患肩前方时，尽量将绷带向近折端上方处拉并以胶布固定住。在肩前、肩上等处注意覆盖以薄棉垫，以免绷带缠绕出现皮肤磨损和勒痕。

首次"8"字固定完毕后，患者要留观5分钟，注意避免因固定过紧或腋下棉垫过厚压迫腋部血管神经导致患侧肢体发凉发麻，这时需及时处理，予以重新适度外固定。成人骨折需要固定5~6周，儿童骨折2~3周。

在固定锁骨外1/3骨折时，因为这个位置的皮下软组织较少，压垫制作太薄时容易在加压固定时出现压疮，所以要注意使放置于近折端夹板下的压垫要厚些。对于所有类型的锁骨骨折在固定时，为避免臂丛神经损伤，放置于腋窝下的棉垫不能太薄。

我院的固定方法极具特色：我们所使用的固定材料决定了我们的固定是个弹性固定体系。以固定锁骨外1/3骨折为例，虽用很大力量固定，但由于有近断端上方厚压垫及患侧腋窝下厚棉垫的缓冲、分散，加压力量大而压强并不大，不易出现组织压疮及坏死，医生可放心地用较大力量固定和加固固定，这首先保证了整个固定体系有足够的固定力量。患侧腋窝下的厚棉垫提供了一个下压近折端的支点，保证了下压的力量。这样，绷带缠绕加压的力量通过腋窝部的厚棉垫及骨折断端上方的硬纸夹板、厚压垫作用于骨折断端，可有效地对抗造成骨折移位的外力。同时，在三角巾向上悬吊患肢及腋窝下厚棉垫的垫撑作用下，患肩被动外展、肩胛骨上抬，骨折远端随肩峰向上，有利于断端对位、嵌插。

固定5天左右，外固定可有松动的趋势，我们每隔3~5天去掉外面几层绷带，再以绷带加压包扎，始终保证患者维持在挺胸体位，以及外固定牢固可靠。

外固定完成后，维持其稳定性是骨折治疗成功的关键因素之一。患者长期维持肩部外展后伸的体位有一定的困难，应与患者进行有效沟通并指导其合适的休息体位——建议患者仰卧，薄枕，上胸椎后部垫一长竖形垫子，以患者能够接受为度，可维持自然挺胸和上臂后伸位。有嘱患者坐位者，实际在患者入睡后必然垂头于胸前，上臂必自然下垂，不利于骨折位置的维持。

（四）关于功能康复

锁骨骨折行"8"字绷带固定，日久必将引起肩关节粘连，故在骨折稳定性允许的情况下，及早进行肩关节功能锻炼非常重要。在固定期间适时指导患者腕、手、肘关节的活动，拆除外固定后予以肩关节理筋手法。做患肩的轻手法治疗，主要是局部软组织的按揉结合适度的患肩被动活动。并指导患者在练习患肩的前屈、后伸、外展的基础上，开始练习患肩的内收、上举。以上康复均需遵循渐进原则，切忌过度和暴力。一般在骨折6~8周后，骨折愈合已坚强，可加大手法力度和患者主动锻炼强度。

第二节　肱骨近端骨折

一、概述 ▪▪▪

肱骨近端骨折是指包括肱骨外科颈在内及其以上部位的骨折，临床上较为多见。肱骨近端骨折与骨质疏松有密切关系，发病以中老年患者、骨质疏松症患者居多。多由于跌仆时手掌或肘部着地，暴力上传至肱骨近端，形成剪力或扭转力而致骨折，也有直接外力所致骨折者。该处骨折易出现腋神经、臂丛神经损伤，继发肩周炎、肩撞击综合征等并发症。

二、诊断与分型标准 ■■■

依据外伤史、临床表现、查体及X线检查可明确诊断。为有利于指导具有我院特色的手法整复和外固定方式，我们通常采用以下分型（图6-2-1）。

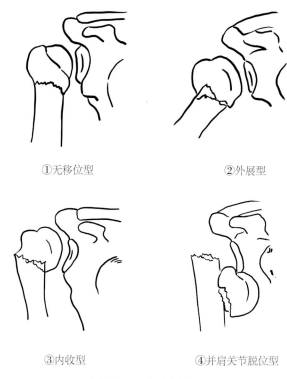

①无移位型   ②外展型

③内收型   ④并肩关节脱位型

图6-2-1　骨折分型

三、治疗 ■■■

（一）固定材料

制备3块硬纸夹板：将硬纸夹板裁剪折叠出长度自肩峰至肱骨髁上，宽约上臂周径1/4的4层长方形夹板2块，然后斜形剪出一角制成斜角形板；长度自腋窝至肱骨髁上，宽约上臂周径1/4的4层直型夹板1块，将3块硬纸夹板四边每隔约2cm剪出一长约1cm斜形裂缝，表面沾水涂湿后备用（图6-2-2）。

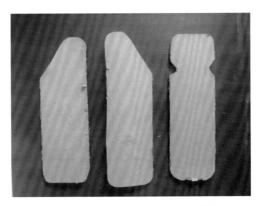

图6-2-2　肱骨外科颈固定纸夹板

棉垫若干，长宽以能覆盖住患侧肩、上臂需固定的范围为度，厚约0.5cm；腋窝独立衬棉1块，厚约0.5cm。3列绷带若干。

（二）手法整复

以整复右侧骨折为例。

1.外展型骨折 （1）患者仰卧，肘屈曲90°，前臂中立位，一助手站在患者左侧，双手指交叉于患者腋窝下沿患侧上臂纵轴向上牵引，另一助手一手握患肢手腕，另一手下压前臂近端向下牵引，并在医生指引下做上臂内收外展及内外旋，以助复位（图6-2-3①）。（2）医生左手指垂直于患者上臂纵轴方向插于患者腋窝顶点，使手掌压于远折端前内侧，右手握患者肘部，然后医生左手掌用力将远折端向患者的后外方拉，同时右手将患者肘部向患者的前内方推，使患肩呈被动前屈内收，直至患者肘窝对准患者鼻尖（图6-2-3②）。（3）再逐渐将患肢放于上臂靠近患者胸壁，前臂贴于患者胸前，屈肘90°。

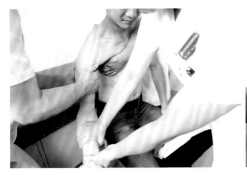

①欲合先离，适当牵引

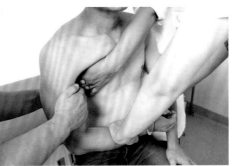

②纠正向前内侧的成角移位

图6-2-3　外展型骨折整复法

2.内收型骨折 （1）外展位适当对抗牵引（图6-2-4 ①）。（2）医生左手指垂直于患者上臂纵轴方向插于患者腋窝顶点，使手掌压于远折端前外侧，右手握患者肘部，然后医生左手掌用力将远折端向患者的后内方推，同时右手将患者肘部向患者的前外方拉使患肩呈被动前屈外展，直至患肩呈前屈、外展均90°，骨折即可复位（图6-2-4 ②）。

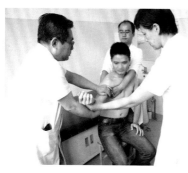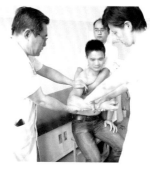

①外展位对抗牵引　　　　　　　　　②纠正向前外侧成角移位

图6-2-4　内收型骨折整复法

3.合并脱位型骨折　需要先整复肩关节脱位，再整复骨折。医生将右手四指置于患者腋下，触摸到脱位的肱骨头后，向外上方用推顶的手法进行复位，肱骨头还纳关节盂后，根据骨折的移位方向确定分型后，再用前述手法复位骨折。

（二）骨折固定

1.外展型骨折

（1）医生先用绷带在患肢肩及上臂需固定范围处轻轻缠绕1层绷带。

（2）分别于腋窝顶点、肱骨外上髁上方放置压垫并以绷带缠绕固定。

（3）先放腋窝独立衬棉，再放大衬棉。

（4）两块斜角形夹板分别放置在肩峰至肱骨髁上区的前外侧、后外侧，直型板放置在上臂内侧。

（5）夹板外用绷带均匀加压缠绕，均匀覆盖需固定区域，具体缠绕方法如下：先用绷带在上臂环形缠绕至上臂近端，将绷带经胸前拉向健侧腋下，绕过健侧腋下，经背部拉向患肩上方，缠绕上臂数周后再将绷带经胸前拉向健侧腋下，重复之前的固定方法。固定后，以颈腕吊带将患侧前臂悬吊胸前（图6-2-5）。

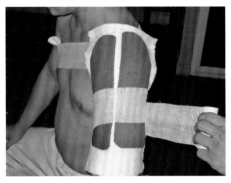
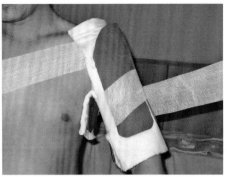

①夹板放置侧位观   ②夹板放置正位观

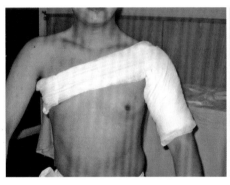
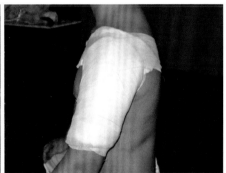

③固定完成正位观   ④固定完成侧位观

图6-2-5　外展型骨折固定方法

2.内收型肱骨外科颈骨折

（1）医生先用绷带在患肢肩、上臂需固定范围处轻轻缠绕1～2层绷带。

（2）分别于患侧三角肌粗隆、肱骨外侧止点、肱骨内上髁上方放置压垫并以绷带缠绕固定。

（3）先放腋窝独立衬棉，再放大衬棉。

（4）两块斜角形夹板分别放置在肩峰至肱骨髁上区的前外侧、后外侧。直型板放置在上臂内侧，靠近腋窝处以棉垫制成大头垫。

（5）绷带缠绕方法同外展型骨折固定。

（6）以绷带固定患侧上臂于胸侧壁。

（7）以颈腕吊带将前臂悬吊于胸前。（图6-2-6）

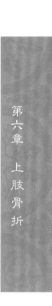

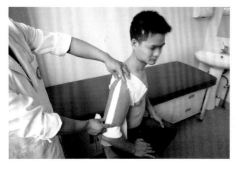

①夹板放置

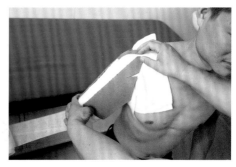

②腋窝下放置衬棉

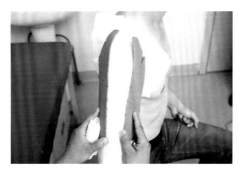

③夹板长度超肩

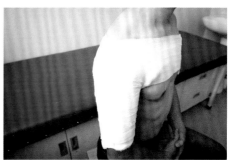

④固定完成

图6-2-6　内收型骨折固定方法

（四）功能锻炼

1.主动功能锻炼

（1）固定完毕即可练习患侧手、手指、肘的主动活动。

（2）成人骨折后1～2周可开始练习耸肩活动。

（3）成人骨折固定3周后可在外固定允许的范围内适度练习患肩的屈伸、收展。

2.被动功能练习　自骨折固定3周后每周复查时，视骨折稳定程度和断端生长情况可打开固定，适度被动练习患肩的各方向活动。

3.手法按摩　拆除固定后进行手法按摩。医生先轻揉拿捏患肩2～3分钟，使患者适应，再逐渐增大手法力度，以拇指按揉肱二头肌长头腱、三角肌、冈上肌、冈下肌、小圆肌、大圆肌。注意力量方向应垂直于施术部位。点按肩髃、肩髎、肩贞、肩井等穴位。医生一手扶肩，另一手托扶患侧肘部，做肩关节的环绕动作，以患者能耐受为度。最后归挤患肩，以上肢抖法结束治疗。

四、典型病例 ▪▪▪

患者，男，65岁。因"摔伤致右肩痛活动受限1小时"于2015年3月14日来我院就诊。患者1小时前不慎摔倒，右肩着地致伤，当即右肩疼痛，不能活动，即来我院就诊。查体：右肩肿胀，压痛及纵向叩击痛存在。皮肤无破损。拍X线片显示右肱骨外科颈骨折，骨折端完全移位，远断端向内移位（图6-2-7）。

诊断：右肱骨外科颈骨折（外展型）。

治疗：行手法整复硬纸夹板外固定。

方法：将固定材料准备充分后。①患者仰卧，肘屈曲90°，前臂保持中立位，一助手用一宽布带绕过患者腋窝或双手指交叉于患者腋窝下沿患侧上臂纵轴向上牵引，另一助手一手握患肢手腕上提，另一手下压前臂近端向下牵引，并在医生指引下做上臂内收外展及内外旋，以助复位。②医生左手指垂直于患者上臂纵轴方向插于患者腋窝顶点，使手掌压于远折端前内侧，右手握患者肘部，然后医生左手掌用力将远折端向患者的后外方拉，同时右手将患者肘部向患者的前内方推，使患肩呈被动前屈内收，直至患者肘窝对准患者鼻尖。③复位后，3块夹板分别放置在肩峰至肱骨髁上区的前外侧、后外侧，以及上臂内侧进行固定。再逐渐将患肢放于上臂靠近患者胸壁，前臂放于患者胸前，屈肘90°，以颈腕吊带悬吊。

固定后拍片显示骨折对位对线良好（图6-2-8）。骨折固定完毕后每隔1周复查，调整外固定松紧度，让患者逐渐开始练习右侧手、手指、肘的主动活动。固定后3周打开外固定，做患肩局部软组织的轻手法按揉、结合适度的患肩被动活动后，然后继续夹板外固定。并指导患者回家在固定允许的范围内练习患肩的前屈、后伸、外展、内收。固定6周时经检查、拍片确认骨折临床愈合后，拆除固定并指导患者做右肩的功能练习（图6-2-9）。骨折12周后，右肩功能恢复正常。

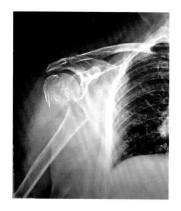
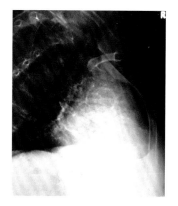

①复位前正位 ②复位前侧位

图6-2-7 右肱骨外科颈骨折复位前X线片

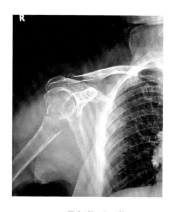
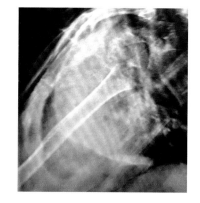

①复位后正位 ②复位后侧位

图6-2-8 右肱骨外科颈骨折复位后X线片

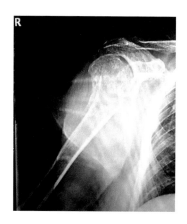
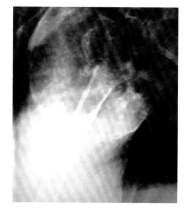

①6周正位 ②6周侧位

图6-2-9 骨折固定6周，可见折线模糊

五、专家述评 ■■■

（一）对肱骨外科颈骨折治疗的认识

采用硬纸夹板固定体系治疗移位方式较为简单的一部分及二部分外科颈骨折，其固定的稳定性是有保证的，但对于解剖颈骨折、三部分骨折、四部分骨折、压缩面积较大的肱骨头嵌压骨折、肱骨头劈裂或粉碎骨折等，西医骨科认为必须手术治疗，否则可能出现肱骨头坏死或肩关节功能障碍。丰盛正骨主张骨折治疗"功能至上"，对于某些复位不佳的外科颈骨折，只要符合对位要求，锻炼及时，方法得当，均不会出现功能障碍和肱骨头缺血性坏死等并发症。这是因为肩关节是人体活动范围最大的关节，部分方向的功能受限均可由上肢功能活动或者肩胛骨的旋转进行代偿，这同时也决定了该部位骨折的复位要求不高，尤其对于老年人而言，保守治疗均可获得很好的良效。如考虑采用手术治疗，手术指征应更加严格地把握。

（二）关于正骨手法应用

以外展型骨折为例，传统的整复方法一般先整复断端向内成角或（及）远折端向内侧移位，再整复断端向前成角。丰盛正骨的整复手法强调合力整复，即将这两个步骤合二为一：以右侧肱骨外科颈外展型骨折为例，断端向前内侧成角，远折端向内侧移位，医生将手掌置于远折端前内侧，另一手握患者肘部，然后医生手掌用力将远折端向患者的后外方拉，同时右手将患者肘部向患者的前内方推，使患肩呈被动前屈内收，直至患者肘窝对准患者鼻尖。从以上描述来看，施于远断端力的方向是兼有后外方的，这样的合力整复，既减少了整复的中间环节，减少了变数，同时也减少了患者的痛苦。

合并肩关节脱位的骨折整复较为困难，脱位的肱骨头常可因关节囊、肌腱的阻挡难以复位。复位时不能产生急躁情绪，禁用暴力。在复位时准确地触摸肱骨头后，助手以牵拉前臂或内收或外展进行辅助，医生用推挤、顶按的手法多方向尝试。

对于严重的外科颈粉碎性骨折，肱骨头可能会出现旋转，复位时要仔细识别骨折断面，以远端找近端的方法先将骨折断端相互抵触后，再以推挤、顶按的手法纠正成角和侧方移位。

（三）关于骨折固定

硬纸夹板外固定的方式为极具特色的弹性固定体系，在固定的过程中要关注细节。①棉垫做内衬能起到很好的分散压力的作用，在使用过程中既要覆盖充分又要注意避免过于臃肿，否则容易出现固定力不够的问题；②硬纸夹板的边缘锐角部分应适当裁剪，近端达到肩锁关节为宜，这样可防止夹板滑脱，影响固定效果。

肱骨外科颈骨折，由于其局部生理形态，骨折多数伴有向前成角倾向，故患肢的放置位置要尽可能处于上臂略前屈位，尤其是睡眠仰卧时，可在伤侧肘部加垫枕以防止骨折远端向背侧滑脱、骨折向前成角加大。垫枕的高度以肘部位置达前胸为宜。

肱骨近端骨折易出现腋神经或臂丛神经损伤、肩周炎、肩峰撞击综合征、肱骨头缺血坏死、骨折畸形愈合、骨化性肌炎等合并症，这些需要在治疗前告知患者。另外，在整复固定前后以及操作过程中一定要注意检查患肩及患肢远端的皮肤感觉及血运，在每次复查时也要检查患肢的感觉及血运。固定时，腋窝处的衬棉需要适当的厚度才能起到保护的作用。同时也应避免该处棉垫过厚，否则容易导致腋部血管和神经受压。

肱骨外科颈的固定时间需要我们根据具体情况来考虑。一般来讲，此处血运丰富，骨折愈合较快，6周左右即可达到临床愈合。而老年人则不必等到完全骨折愈合才拆除夹板，一般固定3~4周，骨折达到部分愈合后即可改为颈腕吊带固定，适当进行肩关节活动，以免固定时间过长加重粘连而影响肩部功能。

（四）关于功能康复

肱骨外科颈骨折功能康复的介入时间宜早不宜迟，一般来讲，骨折复位外固定后1周即可进行耸肩活动，固定3~4周后，每次复查时可以拆开外固定，适当进行舒筋手法治疗，并辅以肩关节各方向的适当活动，然后继续外固定。活动时不能强力运动，以患者能耐受疼痛为度。

外展型骨折，应特别向患者交代不可主动外展上肢；内收型骨折锻炼时不主动内收上臂。

60岁以上的老年人固定时间宜短，锻炼时间宜早不宜迟，固定3~4周后的功能活动对于患肩的功能恢复尤为重要，不必担心骨折不愈合或者复位位置丢失。即使是骨折在完全临床愈合前，因为功能锻炼出现了部分移位，对肩部功能恢复也不会有明显影响。

第三节　肱骨干骨折

一、概述 ■■■

　　肱骨外科颈以下2cm至肱骨髁上2cm处之间的骨折为肱骨干骨折。肱骨干骨折常见，可发生于任何年龄，但多见于青壮年。骨折好发部位是中1/3及中下1/3交界处，下1/3次之，上1/3最少，骨折线多为斜形和螺旋形。

二、诊断标准与分型 ■■■

　　本病有明显外伤史；伤后局部有明显疼痛、肿胀和功能障碍；有移位的骨折患臂有缩短、成角或旋转畸形；合并桡神经损伤者可出现腕下垂畸形、掌指关节不能伸直、拇指不能伸展、手背虎口区皮肤感觉障碍等；骨折局部有明显环形压痛和纵向叩击痛，骨折端可触及骨擦音和异常活动。根据骨折部位的不同，可分为上1/3骨折、中1/3骨折和下1/3骨折。

　　X线正位和侧位片可明确骨折的部位、类型和移位情况。

三、治疗 ■■■

　　（一）固定材料

　　上1/3骨折纸夹板的制备参见肱骨外科颈骨折超肩关节夹板制备（图6-3-1）。

　　中1/3骨折采用前、后、内、外四块直型板固定，长度为18~20cm，宽度为6~8cm，纸夹板由4~6层纸板折叠而成，内侧的纸夹板稍短（图6-3-2）。

　　下1/3骨折采用内外侧两块肘部"L"形板。夹板近端至上臂中上1/3，远端达前臂中下1/3（图6-3-3）。

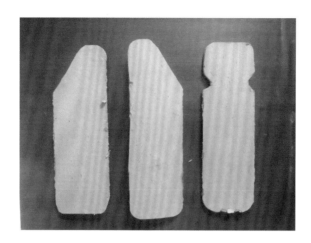

图 6-3-1　肱骨干上 1/3 骨折纸夹板

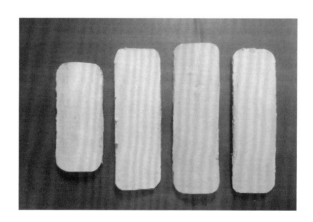

图 6-3-2　肱骨干中 1/3 骨折纸夹板

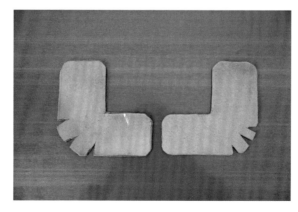

图 6-3-3　肱骨干下 1/3 骨折 "L" 形板

（二）手法整复

　　患者取坐位或平卧位。一助手用布带通过腋窝向上，另一助手握持前臂在中立位向下，沿上臂纵轴对抗拔伸牵引，一般牵引力不宜过大（尤其是粉碎性骨折和下1/3段骨折），否则易引起断端分离移位。待重叠移位完全矫正后，根据骨折不同部位的移位情况进行整复。

　　（1）上1/3骨折：在维持牵引下，医生两拇指抵住骨折远端外侧，其余四指环抱近端内侧，向外推挤近折端，同时两拇指由外向内推挤远折端，即可复位（图6-3-4）。

　　（2）中1/3骨折：在维持牵引下，医生以两手拇指抵住骨折近端外侧推向内侧，其余四指环抱远端内侧拉向外侧（图6-3-5）。纠正移位后，医生轻轻摇摆骨折远端，或从前后内外以两手掌相对挤压骨折处，可感到断端摩擦音逐渐减小，直至消失，骨折处平直，表示已基本复位。然后医生捏住骨折部，助手徐徐放松牵引，使断端互相接触，医生再沿纵轴做触顶合骨，使断端密切接触。

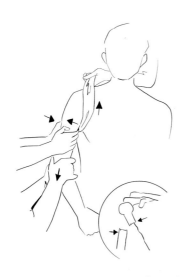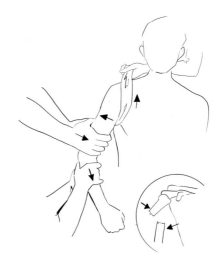

图6-3-4　肱骨干上1/3骨折复位法　　　图6-3-5　肱骨干中1/3骨折复位法

　　（3）下1/3骨折：多为螺旋或斜形骨折，无须大力牵引，只要稍加牵引，矫正成角畸形，捺正骨折斜面即可。

（三）骨折固定

　　（1）上1/3骨折：在近折端的内侧、远折端的外侧放置棉压垫，以胶布固定。安放内衬厚棉垫的外侧两块斜角形板，同时将弯曲成耳状面的两块纸夹板背向放置，以适应肩部的外形，内侧放置直型板，在上1/3处对折，以保护腋窝不受压，超肩关节用3列绷带缠绕固定。固定时，将绷带穿过对侧腋下缠绕绑缚，对侧腋下放置棉垫以免受压（图6-3-6）。固定后将患肢屈肘90°，前臂中立位，三角巾悬吊于胸前。

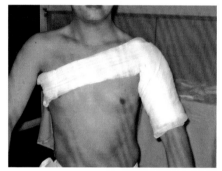
①固定正位观

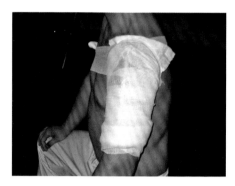
②固定侧位观

图6-3-6　肱骨上1/3骨折硬纸夹板固定

（2）中1/3骨折：在近折端的外侧、远折端内侧各放置一个棉压垫，以胶布固定。中1/3骨折固定时则不超过上、下关节。将四块长方形的硬纸夹板浸湿后稍弯曲成弧形，内衬厚棉垫，包绕上臂，用3列绷带缠绕固定（图6-3-7）。固定后将患肢屈肘90°，前臂中立位，三角巾悬吊于胸前。

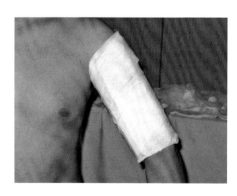
①固定正位观

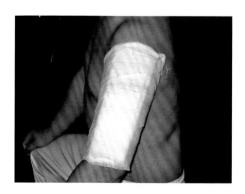
②固定侧位观

图6-3-7　肱骨中1/3骨折硬纸夹板固定

（3）下1/3骨折：若侧方移位较多，成角较大，可在近折端的外侧、远折端的内侧各放置一个棉压垫，以胶布固定。屈肘90°，超肘关节安放内衬厚棉垫的内外两块"L"形板，用3列绷带缠绕固定。固定后将患肢屈肘，前臂中立位，三角巾悬吊于胸前（图6-3-8）。

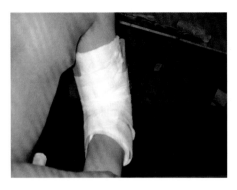

①固定正位观

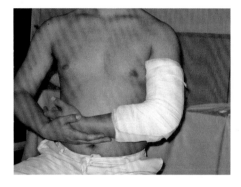

②固定侧位观

图6-3-8　肱骨下1/3骨折硬纸夹板固定

（四）功能锻炼

骨折固定后患肢即可做伸屈指、掌、腕关节和耸肩活动，有利于气血通畅、肿胀消退。患肢上臂肌肉可用力做舒缩活动，加强两骨折端在纵轴上的挤压力，防止分离。4周后除继续初期的练功活动外，应逐渐开始进行肩关节画圆活动（适用于中或下1/3骨折）、肘关节屈伸活动。骨折愈合后，应加强肩、肘关节活动，并配合药物熏洗和物理疗法，使肩、肘关节功能活动早日恢复。

四、典型病例 ▪▪▪

 病例

　　程某，男，38岁。主诉"左上臂摔伤后肿痛、畸形、活动受限6小时"。查体：左上臂中段明显肿胀，向外侧突起成角，局部皮肤瘀斑，左肱骨中段压痛、纵向叩击痛，可触及明显的骨擦音和异常活动，左上臂活动受限。左腕、手自主活动正常，皮肤感觉和末梢血运正常。左肱骨正侧位X线片显示：左肱骨中段长螺旋形骨折，近折段向外侧移位，远近折段相互重叠，并向外侧成角（图6-3-9）。

　　诊断：左肱骨干骨折（中1/3）。

诊断明确后即予以手法复位，硬纸夹板外固定。患者取端坐位，两助手分别握住骨折远近端做稍用力拔伸牵引。在维持牵引下，医生以两手拇指抵住骨折近端外侧推向内侧，其余四指环抱远端内侧拉向外侧。侧方移位纠正后，医生轻轻摇摆骨折远端，并从前后内外以两手掌相对挤压骨折处，触摸骨折处平直，完成复位。然后医生捏住骨折部，助手徐徐放松牵引，使断端互相接触，医生在肘部向上沿肱骨纵轴做触顶合骨，使断端密切接触。复位后，助手维持好患肢的姿势，在近折端的外侧、远折端内侧各放置一个棉压垫，以胶布固定。将四块直型纸板浸湿后略弯曲成弧形，内衬厚棉垫，包绕上臂，用3列绷带缠绕固定，不超过上、下关节。固定后将患肢屈肘90°，前臂中立位，三角巾悬吊于胸前。复位固定后拍摄左肱骨正侧位X线片显示骨折对位对线良好（图6-3-10）。

复位固定后内服药按骨折三期辨证治疗。

硬纸夹板固定3天后在X线透视下复查，骨折对位良好。以后每周门诊复查1次，调整硬纸夹板的松紧度，复查时如发现硬纸夹板松动，在不松解外固定物的情况下将原有硬纸夹板固定外再加绷带缠绕，加压绑缚。每隔2周拍片复查1次。硬纸夹板固定后即指导患者练习腕指等关节的屈伸活动，同时练习上肢肌肉的主动收缩活动。固定2～3周后在健肢的协助下开始逐渐练习患侧肩、肘关节的活动，如耸肩、肘关节的轻微屈伸等动作，8周后骨折愈合，拆除外固定，进一步加大练习肩肘关节的各方向活动，并配合骨科洗药熏洗以舒筋活络、滑利关节。骨折固定4周复位位置良好（图6-3-11），12周后在上肢功能基本恢复正常。

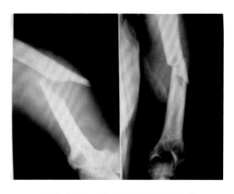

图6-3-9　肱骨干骨折复位前

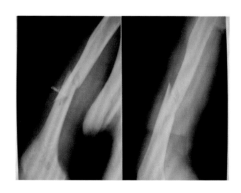

图6-3-10　肱骨干骨折复位后

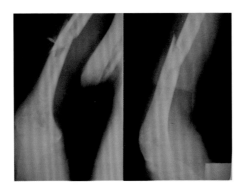

图6-3-11　骨折复位后4周，断端对位良好

五、专家述评 ▪▪▪

1.对肱骨干骨折的治疗认识　肱骨干骨折的不愈合率较高，有文献报道约占9%，尤其是切开复位内固定术后的病例，延迟愈合或不愈合的可能性大。因此，防止断端分离是加速愈合的前提。随着现代髓内钉技术的发展，肱骨干骨折手术的倾向性越来越大，但肱骨干骨折采用中医正骨手法闭合复位外固定治疗的优势也不可小觑，优势如下：①以手法复位，夹板外固定作为治疗肱骨干骨折的主要手段可获得较高的骨折愈合率，可避免手术切开复位引起的骨折延迟愈合和不愈合；②可避免各种手术并发症，患者乐于接受；③在骨折治疗上，上臂容许有20°向前成角和30°的内翻成角畸形而不影响功能；④如果是斜形骨折，愈合后即使短缩2.5cm，在上肢体表往往不易发现明显异常；⑤对于中老年人的肱骨干骨折，通过闭合复位外固定，即使骨折没有达到解剖复位，但在骨折愈合和功能恢复等方面，仍可取得良好的疗效。

应用闭合复位外固定的方法治疗肱骨干骨折优势明显，但若有下列情况可考虑手术治疗：

（1）多段骨折，手法整复不能达到满意疗效的。

（2）骨折合并血管损伤的。

（3）骨折合并桡神经损伤，在手法复位后桡神经麻痹加重而且不缓解的（可观察2~3个月），需手术探查内固定。

（4）手法复位1~2次后，断端分离仍较大，估计断端有软组织嵌入者应行切开复位。

（5）骨折同时合并同侧的肘关节和肩关节骨折需要早期活动的。

（6）继发于恶性肿瘤的病理性骨折，可通过切开复位减轻骨折的痛苦和护理上的不便。

（7）帕金森病等神经系统疾病不适宜保守治疗的。

2.诊断的注意事项

（1）肱骨干的上1/3、中1/3骨质较为坚硬，该段骨折多由直接暴力引起，如棍棒打击、重物挤压和机器缠绞等，骨折线多为横断或粉碎。肱骨干下1/3较为薄弱，该段骨折多由间接暴力引起，骨折线多为斜形和螺旋形。如跌倒时手掌或肘部着地，姿势错误的猛力投掷（掷手榴弹、标枪等）以及掰手腕，均可造成旋转骨折。诊断时需要仔细阅片，辨清骨折断端的移位方向，尤其是骨折断端的旋转移位，在头脑中建立起骨折移位的立体图像后，为下一步正骨方案的确立打好基础。

（2）肱骨干周围有许多肌肉附着，由于肩部和上臂周围肌肉的牵拉，在不同平面的骨折可造成骨折断端不同方向的移位。肱骨干上1/3骨折（三角肌止点以上）时，骨折近端因胸大肌、背阔肌和大圆肌的牵拉而向前、向内移位，骨折远端因三角肌、喙肱肌、肱二头肌和肱三头肌的牵拉而向上、向外移位（图6-3-12）。肱骨中1/3骨折（三角肌止点以下）时，骨折近端因三角肌和喙肱肌的牵拉而向外、向前移位，远端因肱三头肌及肱二头肌的牵拉而向上移位。肱骨干下1/3段骨折时，骨折远端移位的方向可因前臂和肘关节的位置而异，伤后患者常将前臂依附在胸前，造成骨折远端内旋。骨折的成角往往还与暴力的方向有关，如来自外侧的直接暴力可使骨折断端向内成角（图6-3-13）。

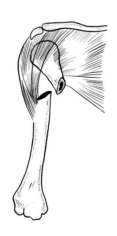
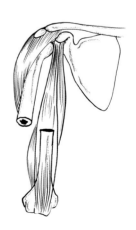

图6-3-12　骨折在三角肌止点之上　　　图6-3-13　骨折在三角肌止点之下

（3）病理性骨折不要漏诊，尤其是中老年人在轻微外力下造成的骨折，要仔细阅读X线片，排除骨肿瘤或瘤样病变。

（4）注意检查末梢血运、感觉及五指的活动，尤其对中下1/3骨折要仔细检查桡神经有无损伤症状，以免漏诊。

3.关于骨折整复

（1）肱骨干骨折时，如若过度牵引，反复多次整复或体弱肌肉松弛的横形和粉碎性折患者，加之上肢的重量悬垂作用，在固定期间亦可逐渐发生分离移位，若处理不及时或处理不当，则可致骨折迟缓愈合或不愈合。因此，治疗肱骨干骨折必须防止骨折断端分离移位，慎用牵拉手法。

（2）如伤后肿胀严重，手法复位有困难，可采用悬吊皮肤牵引，夹板外固定。患者取卧位，肩关节前屈90°，肘关节屈曲90°，前臂旋前，顺上臂长轴做皮肤牵引，同时在前臂用一布带向上悬吊牵引，随肿胀消退随时调整夹板进行复位。

（3）对于横断或短斜形骨折，纠正骨折的成角和侧方移位后，要注意纠正旋转移位。整复过程中用触碰骨端的手法很重要，将远近折端对向挤压，如能感觉骨端相互抵触，说明断端已经对位，最后双手掌从内外和前后分别对向扣挤骨折端，进一步纠正侧方移位。

4.关于骨折固定

（1）肱骨干不同部位的骨折固定纸夹板制作形态不同，临床中要注意辨位使用。

（2）纸夹板固定时要注意固定垫厚度要适中，防止局部皮肤压迫性溃疡和坏死，尤其是内侧放置在腋窝处的夹板顶端不要压迫腋部的神经血管。在桡神经沟部不要放置固定垫，以防桡神经受压而发生麻痹。

（3）固定早期应每周复查1次，若骨折断端有分离，用弹力绷带或宽4~5cm的橡皮带制成环形圈，套住肩、肘部，在夹板外行纵向对向挤压使断端接近，消除分离。或可屈肘90°，沿肱骨干纵轴向上叩击尺骨鹰嘴，可使断端紧密接触。

（4）固定时间：成人6~8周，儿童3~5周。肱骨中下1/3骨折是迟缓愈合和不愈合的好发部位，固定时间要适当延长，必须在临床症状消失、X线片复查有足够骨痂生长之后，才能解除外固定。

5.关于固定后功能锻炼

固定后患肢即可做伸屈指、掌、腕关节和耸肩活动，同时配合患肢肘关节在功能位下进行上臂肌肉抗阻力收缩活动（等长收缩），加强两骨折端在纵轴上的挤压力，防止骨折断端发生分离。在骨折后的4~5周，除继续初期的练功活动外，应逐渐进行肩、肘关节活动。骨折愈合后，应加强肩、肘关节活动，并配合药物熏洗和手法治疗。

6.关于骨折合并症的诊治

（1）桡神经损伤：桡神经损伤是肱骨干骨折较常见的并发症之一，对发生于肱骨干中下1/3骨折，尤以螺旋形或长斜形骨折多见。桡神经损伤后主要表现为腕下垂、伸指伸腕无力、虎口区感觉障碍。多数桡神经损伤是由于牵拉和挫伤等原因造成的不完全损伤，在数天到数月内可自行恢复，因此早期可观察神经的恢复情况，不必急于手术探查。

（2）骨折延迟愈合和不愈合：影响肱骨干骨折愈合的因素主要有骨折的位置和骨折的治疗方法。肱骨干中下1/3骨折由于损伤了肱骨的滋养动脉，易导致骨折的延迟愈合。上肢重量的悬垂作用或外固定物的重量，以及复位手法操作时拔伸牵引力过大导致断端的分离，更容易使横断骨折发生分离移位而影响骨折愈合。手术治疗剥离骨膜损伤血运或切开复位术后感染等因素都是影响骨折愈合的原因，因此要高度重视骨折延迟愈合和不愈合，定期复查，及时发现问题，对症处理。

（3）骨化性肌炎：较少见，可出现于肱骨干下1/3骨折的患者，导致肘关节僵直和功能丧失。手法整复时要避免暴力操作，尽量减少软组织损伤。每次复查时要仔细阅片，如有断端云雾状阴影出现，高度怀疑骨化性肌炎时，可对症应用非甾体类药物治疗。

第四节　肱骨髁上骨折

一、概述 ■■■

肱骨髁上骨折中医学又称臑骨下端骨折，系指肱骨远端内外髁上方2cm以内的骨折，属于关节外骨折。本病以儿童多见，占儿童四肢骨折的3%~7%，肘部骨折的50%～60%，易发生volkmann缺血性肌挛缩以及肘内翻畸形，其中以肘内翻畸形最为常见。

二、诊断标准与骨折分型 ■■■

根据损伤机制可分为伸直型以及屈曲型骨折两种（图6-4-1），伸直型骨折最为常见，根据骨折块移位程度及后侧皮质连接与否，分为3种类型（Gartland分型）。根据骨折侧方移位情况，还可分为尺偏型骨折和桡偏型骨折。

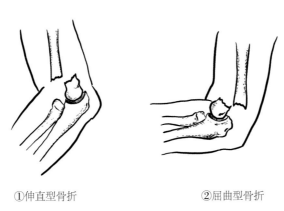

①伸直型骨折　　　　　　　②屈曲型骨折

图6-4-1　肱骨髁上骨折分型

（一）伸直型骨折

此型约占肱骨髁上骨折的95%。跌倒时，肘关节在微屈或伸直位，手掌先着地，暴力自地面向上经前臂传达至肱骨髁部，将肱骨髁推向后方，或使断端向前成角。此型骨折容易合并血管神经损伤。根据Gartland分型，Ⅰ型为无移位骨折，Ⅱ型为轻度移位、后侧皮质连续，Ⅲ型为严重移位。三型均有可能发生volkmann缺血性肌挛缩。

（二）屈曲型骨折

此型约占肱骨髁上骨折的5%。跌倒时，肘关节在屈曲位，肘尖先着地，暴力经过尺骨鹰嘴把肱骨髁由后下方推向前上方，骨折线由后下方斜向前上方，骨折远端向前上方移位，骨折近端向后下方移位。此型骨折很少合并血管神经损伤。

三、治疗 ■■■

（一）固定材料

骨折整复前根据患者肢体长度及宽度制作两块"L"形板（图6-4-2），针对屈曲型骨折可将角度适当加大到屈肘60°~80°；Gartland Ⅲ型的伸直型骨折，可将角度缩小到屈肘100°~120°，宽度为肢体宽度2/3，近端长度超过上臂1/2，远端长度超过前臂长度1/2。将"L"形板直角边剪为圆弧形，剪出2~3个缺口方便固定加压。顺固定方向在夹板两侧每隔1~2cm剪出长约1cm斜形裂隙，使得固定压力均匀。表面以水沾湿备用。分别准备两个"L"形棉垫（比夹板宽出2cm），一个肘部前侧长条形棉垫及相应"塔形"压垫。

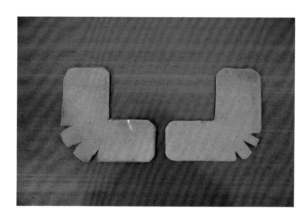

图6-4-2　肘部"L"形板

（二）手法整复

1.伸直型骨折　①双人整复：助手以双手固定患肢近端，并沿上臂纵轴做轻度向上牵引。医生手掌覆于患肘后侧，以拇指及其余四指分别固定内外髁，虎口扣于肱骨髁上断端，另一只手握持患肢前臂保持患肢屈肘位做轻度对抗牵引（不宜过度牵引，防止断端分离），以侧方挤压和旋转手法纠正尺、桡偏移及旋转移位的同时，过度屈肘，被动让患者的手指触及自己患侧肩部（图6-4-3）。几个整复动作争取同时进行并一气呵成，骨折复位时可以感觉到骨擦感。然后适度减少牵引的力量，保持骨的对位不动，恢复固定体位，大部分固定体位选择屈肘90°，前臂中立位（可以根据个别情况调整：伸直型骨折选择屈肘90°~110°，必要时屈肘130°固定；屈曲型骨折选择屈肘60°左右固定）。②三人整复：患者仰卧，前臂旋后位，两助手分别握住上臂和前臂，顺势拔伸牵引以矫正重叠移位和旋转移位。医生两手分别握住骨折远端和近端，用捺正手法矫正内外侧方移位。纠正上述移位后，以两手拇指从肘后推远端向前，两手其余四指重叠环抱骨折近端向后拉，并令助手在牵引下徐徐屈曲肘关节，以纠正前后移位，此时可感觉到骨折复位时的骨擦感。固定方式同前。

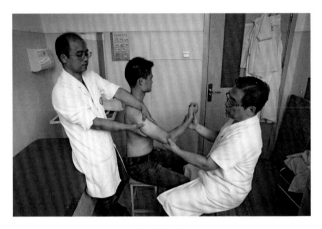

①牵引对抗

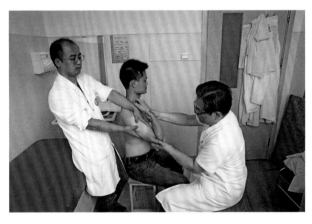

②纠正侧方旋转移位后屈肘

图6-4-3 伸直型骨折双人整复

2.屈曲型骨折 整复时助手及医生于肘部伸直位行对抗牵引，施术手覆于肘后侧，以拇指及其余四指分别固定内外髁，虎口扣住远折端，先以手法纠正前侧移位、后侧成角，后以旋转、推挤手法纠正旋转移位及尺桡偏移（图6-4-4）。而后在牵引状态下屈肘于60°～90°的固定体位并行轻度外旋动作，减少肘内翻发生概率。

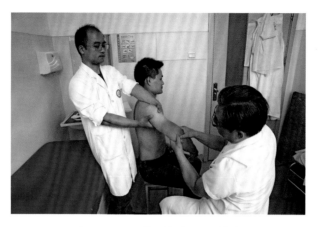

图6-4-4　屈曲型骨折手法整复

（三）骨折固定

肘部前侧放置长条形棉垫保护肘部软组织，并根据骨折移位情况在肘部内外侧放置"塔形"压垫，夹板固定区域内衬棉垫后用4列绷带以"8"字固定的方式将"L"形板固定于肘部两侧（图6-4-5）。患肢悬吊胸前制动。定期复查，由于断端出血较多，肿胀明显，需特别留意远端血运，尤其是屈肘大于90°的固定，早期需要每3天复诊1次，观察夹板松紧度和肢体感觉、血运。防止肿胀严重导致骨－筋膜室综合征。非屈肘90°固定的在骨折2周后逐步改为屈肘90°固定，根据情况固定4～6周拆除夹板（幼儿可以适当缩短固定时间，固定3周）。

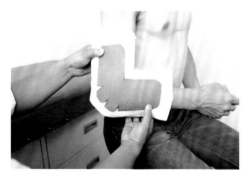

①夹板放置位置

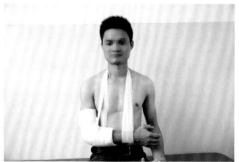

②固定完成后外观照

图6-4-5　肱骨髁上骨折"L"形板固定

（四）功能锻炼

夹板固定期间应进行手指、腕关节的活动和上臂、前臂肌肉的等长收缩活动及肩关节主动活动。拆除夹板后以主动锻炼肘关节的屈伸活动为主，前臂旋转活动为辅，可同时使用骨科洗药熏洗滑利关节，松解粘连。

四、典型病例 ■■■

 病例

陆某，女，7岁。因"摔伤致左肘肿痛、活动受限2小时"于2017年4月5日前来我院急诊就诊。查体：左肘肿胀、轻微畸形，皮肤完好无破损，内外侧髁压痛明显，肘后三角无变化，皮肤感觉、远端运动及血运良好。行X线检查显示肱骨髁上见骨小梁不连续，远折端向后、外侧旋转移位，前侧成角（图6-4-6）。

诊断：左肱骨髁上骨折（Gartland Ⅲ型）。

治疗方法：采用双人复位法，嘱家属将患儿保持坐位抱起并固定健侧肢体，助手以双手固定患肢近端，并沿上臂纵轴做轻度牵引。医生以拇指及其余四指分别固定内外髁，手掌覆于肘部后侧，虎口扣于肱骨髁上断端。以患肢屈肘位做轻度对抗牵引，另一只手握持患肢前臂，以捺正、旋转手法纠正桡偏移及旋转移位的同时，过度屈肘纠正后侧移位、前侧成角。待复位完成后，行硬纸夹板固定于屈肘110°、前臂旋后位。观察远端活动及血运正常后，以三角巾悬吊于胸前。复位后行X线检查，骨折对位对线良好（图6-4-7）。

注意观察患儿肢体远端肿胀情况、感觉及血运，行握拳屈伸手指等前臂肌肉等长收缩锻炼，定期复查调整夹板松紧度。固定10日后改为屈肘90°硬纸夹板固定，3周拍片骨痂生长，拆除夹板，指导患者屈伸肘关节锻炼。骨折后3个月复查，双肘活动度正常对称。

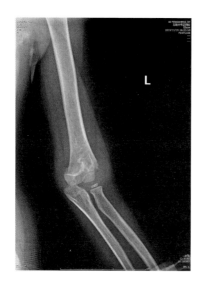

①复位前正位　　　　　　　　　　　②复位前侧位

图6-4-6　肱骨髁上骨折复位前

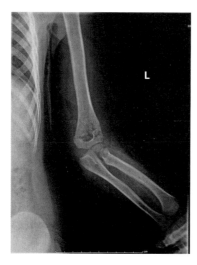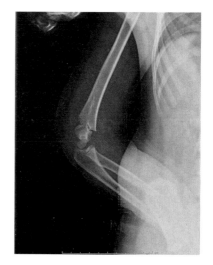

①复位后正位　　　　　　　　　　　②复位后侧位

图6-4-7　肱骨髁上骨折复位后

五、专家点评 ■■■

（一）对肱骨髁上骨折如何治疗的认识

肱骨髁上骨折为儿童常见骨折，极易出现肘部生长畸形或骨化性肌炎，日后影响功能。对于儿童，无移位的骨折也可能出现肘内翻，移位较大整复比较满意的患者也可产生肘内翻畸形，因此对于儿童，无论有无移位、移位大小，均需要在整复前同家属仔细交代病情，签署知情同意书，取得患者家属的理解。

肱骨髁上骨折移位通常比较明显，西医学一般采用切开复位交叉克氏针内固定，这不可避免地在一定程度上损伤肱骨远端骺板，影响肢体发育，而中医正骨手法治疗具有明显优势，其通过软组织合页的作用，运用得当往往可以达到解剖复位。

（二）关于整复前对X线片的分析

判断远折端的旋转情况：①正常正位片尺骨鹰嘴窝两侧骨皮质不清晰。骨折后如内侧骨皮质清晰为远折端内旋，外侧清晰为外旋。②正常正位片肱骨远端内外侧骨皮质曲度基本对称。如内侧变大，外侧变小为远折端内旋，反之为外旋。③正常侧位片肱骨下端骨骺前倾角为30°～50°。骨折后如前倾角变大为内旋，变小为外旋。④正常侧位片，9岁前肱骨下端骨骺位于肱骨前缘延长线之后，如与此线交叉或位于此线之前为远折端内旋。正常侧位片，9岁后肱骨下端骨骺的2/3位于肱骨前缘延长线之前，且整个骨骺应位于肱骨干中轴延长线之前，如肱骨前缘延长线前的骨骺超过了骨骺整体的2/3则为远折端内旋，如肱骨前缘延长线前的骨骺不及骨骺整体的2/3，或肱骨干中轴延长线后出现骨骺则为远折端外旋。

（三）关于手法整复

整复过程中切忌过度牵引，导致分离移位，后者可能导致断端不稳及迟延愈合。正确辨明骨折分型，按照逆损伤机制原则使用手法，先要纠正旋转移位，然后纠正侧方移位，最后伸直型的屈肘即可复位，屈曲型的适当伸直肘关节，整复过程中为了减少儿童后期肘内翻发生概率，一般采用"矫枉过正"的办法，骨折远端可做轻度外旋和外展。

（四）关于骨折固定

肱骨髁上骨折采用内外侧两块"L"形板进行固定，固定夹板时以肘部为加压点，但由于肘窝处存在丰富的神经、血管，故而固定时绷带勿折叠，不要直接在肘前环形加压缠绕，最好以"8"字缠绕法经前臂和上臂进行固定，肘前的棉垫要足够厚，做好保护，以免压迫肘前软组织（图6-4-8）。硬纸夹板较宽，又有厚衬棉的缓冲、分散，虽用很大力量加压固定，也不易出现压疮及坏死。在血肿期内，由于血肿的逐渐缩小，外固定有松动的趋势，建议每隔3~7天复查1次，需要去掉外面几层绷带，再以绷带重新加压包扎。

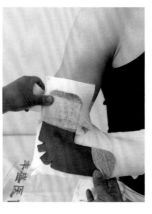 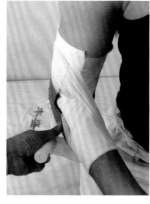 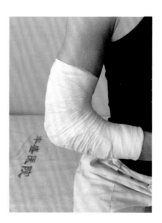

①夹板放置　　　　　　②"8"字绷带缠绕　　　　　　③固定后外观

图6-4-8　肘关节"8"字固定法

（五）关于骨折的康复锻炼

屈肘位固定时间较长，肘关节较易出现功能受限，锻炼过程较为痛苦、漫长。因此，在骨折治疗之前医生应与患者及家属进行沟通，得到他们的信任和理解。锻炼及治疗时应当以适度为宜，避免因过度刺激，诱发骨化性肌炎。

骨折固定完毕后要主动进行肩部、腕部和手部的功能锻炼及前臂、上臂主动的肌肉收缩，防止肌肉失用及关节粘连影响屈伸功能。

拆除夹板后可进行肘部的手法理筋治疗，同时配合屈伸肘关节锻炼。练习屈肘的同时，也不要忽视伸肘功能的锻炼，可借助拉力装置进行练习。功能锻炼时的力度需要把握好，以患者自觉疼痛且能忍受为度，尽量避免他人暴力扳拉。锻炼过程中，如出现肘关节持续肿胀、疼痛要及时就医拍片。

骨化性肌炎的判断

骨折固定2周后拍片，如血肿区域（肘前或肘后）出现云雾状高密度影，应视为骨化性肌炎的可能，宜高度重视。注意定期复查拍片，动态观察，早期予以非甾体类药物治疗。拆除外固定后适度活动，并以骨科洗药熏洗，切忌再行暴力手法强行治疗。

第五节　肱骨髁间骨折

一、概述 ■■■

　　肱骨髁间骨折是肘部严重的关节内骨折，是青壮年严重的肘部损伤之一，但50～60岁的伤者也时常可见。这种骨折常为粉碎状，复位困难。肱骨小头与肱骨滑车之间有一纵沟，该处为肱骨下端的薄弱环节，遭受暴力时可发生纵形劈裂。肱骨髁间血运丰富，损伤后肿胀明显，很少出现迟延愈合或不愈合情况，但由于累及关节面，对肘关节功能影响较为严重。

二、诊断标准与骨折分型 ■■■

（一）伸直型骨折

　　跌倒时，肘关节在微屈或伸直位，掌心先着地，暴力自地面向上经前臂传达至肱骨下端，将肱骨髁推向后方，由上向下的身体重力将肱骨干推向前方，在造成肱骨髁上骨折的同时，尺骨鹰嘴半月切迹撞击滑车沟，将肱骨髁劈裂成两块向两侧分离并向后移位，而骨折近端则向前移位（图6-5-1）。

（二）屈曲型骨折

　　跌倒时，肘关节在屈曲位，肘尖先着地，或肘部遭受暴力的打击，暴力作用于尺骨鹰嘴，尺骨鹰嘴向上、向前推顶肱骨滑车沟，在造成肱骨髁上骨折的同时，嵌插在肱骨内外髁之间，楔形如凿的尺骨鹰嘴半月切迹关节面，从中间将两髁劈裂分开。骨折近端向后移位，劈裂成两块的骨折远端向前移位。此类骨折，由于骨折线方向的不同，呈"T"形、"Y"形或粉碎性，肱骨远端骨折块可出现分离或旋转移位（图6-5-2）。Riseborough根据骨折移位的程度，肱骨髁间骨折又分为四度。Ⅰ度：骨折无移位或轻微移位，关节面平整。Ⅱ度：骨折块有移位，但两髁无分离及旋转，关节面也基本平整。Ⅲ度：骨折块存在分离及旋转移位，关节面破坏。Ⅳ度：骨折粉碎，肱骨髁碎成3块以上，关节面严重破坏。有时骨折移位严重并可刺穿皮肤，形成开放骨折。

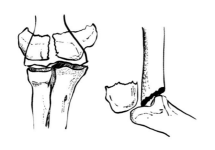
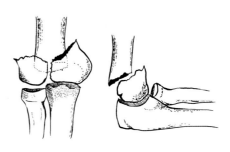

图6-5-1　伸直型骨折　　　　　　图6-5-2　屈曲型骨折

三、治疗 ■■■

（一）固定材料

根据患者肢体长度及宽度制作内外两块"L"形板（针对Riseborough Ⅲ度、Ⅳ度骨折可将固定角度加大到屈曲型60°～80°，伸直型100°～120°），宽度为肢体宽度2/3为宜，近端长度超过上臂1/2，远端长度超过前臂长度1/2（图6-5-3）。将"L"形板直角边剪为圆弧形，剪出2～3个缺口方便固定加压。顺固定方向在夹板两侧每隔1～2cm斜形剪出裂隙，长约1.0cm，使得固定压力均匀。表面以水沾湿备用。分别准备两个"L"形棉垫（比夹板宽出2cm），一个肘部前侧长条形棉垫及相应"塔形"压垫。

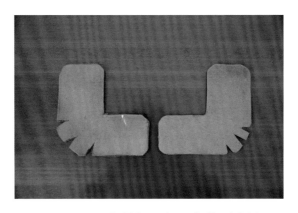

图6-5-3　髁间骨折固定用"L"形夹板

（二）手法整复

手法整复与肱骨髁上骨折类似。

1.伸直型骨折　①双人整复：助手以双手固定患肢近端，并沿上臂纵轴做牵引。医生以拇指及其余四指分别固定内外髁，手掌覆于肘部后侧，虎口扣于肱骨髁上断端，远端视作一整体。患肢屈肘位，另一只手握持患肢前臂，以捺正、旋转手法纠正尺、桡偏移及旋转移位的同时，过度屈肘，手掌向前推移远断端，拇指向后推顶近折端，纠正后侧移位、前侧成角。完成基本复位后，由助手固定肘部两端，医生以双手掌根覆于患肢内外髁，以挤压、回旋、摇摆碰触等手法进行断端归挤，纠正分离移位。最后恢复固定体位。②三人整复：患者仰卧，前臂旋后位，两助手分别握住患者上臂和前臂，顺势拔伸牵引以矫正重叠移位和旋转移位。医生两手分别握住骨折远端和近端，用捺正手法矫正左右侧方移位。纠正上述移位后，双手掌根覆于患肢内外髁进行断端归挤，纠正分离移位。同时两手拇指从肘后推远端向前，两手其余四指重叠环抱骨折近端向后拉，并令助手在牵引下徐徐屈曲肘关节，以纠正前后侧方移位。

2.屈曲型骨折　采用三人整复时，方法与伸直型类似，但用力方法与伸直型相反。双人整复时助手及医生于肘部伸直位行对抗牵引（施力和缓，避免分离），施术手覆于肘后侧，以拇指及其余四指分别固定内外髁，虎口扣住远折端，先以推顶手法纠正前侧移位、后侧成角，后以旋转、推挤手法纠正旋转移位及尺桡偏。助手维持固定体位，医生双手掌根覆于患肢内外髁归挤断端，纠正分离移位。而后轻度外旋，减少肘内翻发生概率。

（三）骨折固定

肘部前侧放置长条形棉垫保护并根据骨折移位情况放置"塔形"压垫，后用绷带以"8"字固定的方式将"L"形板固定于肘部两侧，前臂中立位，患肢悬吊胸前制动，定期复查，根据情况固定6~8周后拆除夹板。

（四）功能锻炼

1.主动功能锻炼　积极做手指、腕关节的活动和上臂、前臂肌肉的等长收缩活动。拆除夹板前以等长肌肉收缩为主；拆除夹板后锻炼以屈伸活动为主、前臂旋转活动为辅，后期使用骨科洗药熏洗治疗。锻炼时以能忍受疼痛为度，屈肘功能锻炼时，尽量以患肢中指指尖向触摸患侧肩峰用力，可以用健侧手来协助屈肘。

2.被动功能锻炼　医生可协助患者进行锻炼，一手握腕，另一手使用按揉法、拿法、弹拨法在患肘附近松解粘连的筋肉，重点是肘前的肱二头肌肌腱远端和肘后肱三头肌粘连僵紧的部位。待肌肉放松后行肘关节被动屈伸活动，被动牵拉时动作沉稳，切忌暴力，以患者能忍受疼痛为度。治疗后嘱患者每天自行做肘关节屈伸锻炼8~10次以巩固疗效。

四、典型病例 ▪▪▪

周某，男，13岁，因"摔伤致右肘肿痛、活动受限2小时"于2008年5月23日来我院急诊就诊。查体：右肘肿胀明显、轻微畸形，皮肤完好无破损，内外侧髁压痛明显，肘后三角不对称，皮肤感觉、远端运动以及血运良好。行X线检查显示肱骨远端见骨小梁不连续，骨折线呈"Y"形并通过关节面、肱骨内外髁断端向两侧及后方分离移位明显（图6-5-4）。

诊断：右肱骨髁间骨折（伸直型）。

治疗方法：采用双人复位法，患者取正坐位，助手以双手固定患肢近端，不牵引。医生以拇指及其余四指分别固定内外髁，手掌覆于肘部后侧，虎口扣于肱骨髁上断端，将远端视作一整体，以捺正、旋转手法纠正尺、桡偏移及旋转移位的同时，过度屈肘，手掌向前推肱骨远端骨折块，纠正后侧移位、前侧成角。最后，助手固定患者肘部两端，医生以双手掌根覆于患肢内外髁，以挤压、回旋、摇摆、碰触等手法进行断端归挤。最后"L"形板固定患肘屈曲90°。观察远端活动及血运正常后，以三角巾悬吊于胸前。复位后行X线检查，骨折对位对线良好，肱骨远端前倾角恢复，肱骨内髁略向尺侧偏离（图6-5-5）。

二诊时应用归合手法再次对向归挤肱骨内外髁。以后每周定期复查，调整夹板松紧度，8周拍片骨折愈合（图6-5-6），拆除夹板，颈腕吊带保护下指导患者功能活动。骨折后3个月复查，双肘活动度正常对称。

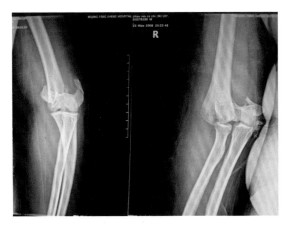

图 6-5-4　肱骨髁间骨折复位前

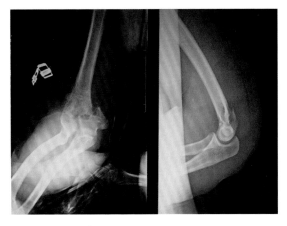

图 6-5-5　肱骨髁间骨折复位后

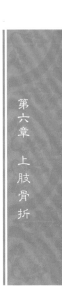

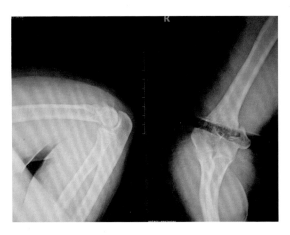

图6-5-6　肱骨髁间骨折固定8周可见骨折线模糊

五、专家点评 ■■■

（一）关于肱骨髁间骨折治疗的认识

肱骨髁间骨折为关节内骨折，骨折后出血较多，可见大量皮下瘀血，骨折后很快就会出现明显肿胀，对复位造成困难；骨折线涉及关节面，常常出现明显移位，整复相对比较困难；骨折伴有严重的软组织损伤，长时间固定后容易出现粘连，影响肘关节功能，这些都是治疗上的实际问题，因此医生应该针对肱骨髁间骨折的具体情况具体对待，既不能一味考虑手术治疗，也不能扩大保守治疗的适应证范围。如首次手法复位不理想，不宜多次整复，否则将加重软组织损伤，应及时建议手术。

（二）关于手法复位适应证选择

肱骨髁间骨折为粉碎性骨折，粉碎程度轻重不一。手法复位适用于内外侧髁骨块完整的骨折，即使原始骨折片显示关节面有错位不平，也可通过手法正骨进行复位。但是对于粉碎较重，滑车部位有游离骨块者，手法不易纠正；内外侧髁骨块皮质骨有缺损严重者，或者松质骨因骨折压缩而出现空腔，骨质丢失较多者，手法正骨难以形成满意复位，且关节面不能保证平整，建议手术为佳。

对于骨折移位明显者，可能出现开放性骨折或损伤肱动脉及尺神经、桡神经、正中神经，治疗前应着重检查远端的感觉、运动功能，以及血运情况，如出现神经血管损伤者必须及时手术探查。

（三）关于骨折手法整复

肱骨髁间骨折，特别是远端粉碎患者，整复时可将远折端骨块试作一个整体，与近端进行复位，将复杂问题简单化处理，最后再以归挤手法治疗。肱骨髁间Ⅲ度、Ⅳ度骨折，闭合复位较为困难，推荐采用三人复位法，两助手对抗牵引状态下，医生应先以手法纠正内外髁分离，把远折端及尺桡骨视作整体，再参考肱骨髁上骨折进行手法整复。Ⅲ度、Ⅳ度骨折复位难度大，尤其内外髁骨折块时有分离移位难于复位，此时不要大力牵引，以免出现骨块翻转。应运用分骨手法在轻度牵引下，将内外侧骨块从中间向两侧挤开，再行推挤、提按、归挤等手法，多可复位。对于老年人的骨折，一般不必强求手术切开解剖复位，即使关节面有轻度台阶存在，移位≤2mm也可采用保守治疗，后期康复时多注意关节功能的模造，多可达到日常生活自理。

（四）关于功能锻炼

肘关节固定超过6周的骨折，屈伸功能恢复较困难。肱骨髁间骨折固定时间较长，肘部软组织粘连较重，及时适度的功能锻炼尤为重要。拆除夹板后，应使用骨科洗药进行治疗。熏洗是很好的治疗手段，要注意边熏洗边屈伸肘关节以获良效。医生指导并协助患者功能康复也是必不可少的手段之一，理筋手法有助于松解粘连、滑利关节，其中弹拨法、按揉法、捏拿法及扳动法都是行之有效的手法，应用时应掌握好力度，不可造成患肢二次损伤。另外，要高度重视骨化肌炎的发生，避免手法刺激过重，诱发骨化肌炎。

第六节　肱骨外髁骨折

一、概述 ■■■

肱骨外髁骨折又名臑骨下端外岐骨骨折。肱骨外髁包括非关节面和关节面两部分。儿童肱骨外髁的骨折块往往包括外上髁骨骺、肱骨小头骨骺、部分滑车骨骺及干骺端的骨质，而在X线片上显示的仅是一小部分。此骨折属于关节内骨折，前臂肌群附着于肱骨外髁的外后侧，因而骨折后容易出现翻转移位。

二、诊断与分型 ■■■

（一）成人肱骨外髁骨折分型

根据骨折块移位的方式，分为三型：无移位骨折、轻度移位骨折和翻转移位骨折（图6-6-1）。轻度移位骨折说明骨折块上的筋膜没有完全撕裂，而翻转移位骨折则因为前臂伸肌群的牵拉。

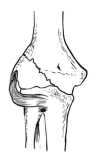
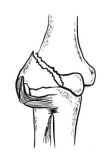
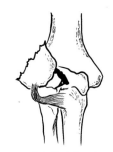

①无移位骨折　　　　②轻度移位骨折　　　　③翻转移位骨折

图6-6-1 肱骨外髁骨折分型

（二）儿童肱骨外髁骨折分型

儿童肱骨外髁骨折属于Salter-harrisⅣ型骨骺骨折，按Wadsworth分类分为四型。Ⅰ型：暴力自桡骨传导至肱骨外髁骨折，无移位；Ⅱ型：肱骨外髁骨折，折块向外后侧移位，但无旋转；Ⅲ型：外髁骨折块向外侧移位同时向后下翻转，严重者向后及外侧翻转90°，为骨折时肘关节极度内翻，桡侧伸肌强烈收缩所致；Ⅳ型：肱骨外髁骨骺骨折伴尺桡骨近端向后、外侧脱位，但折块保留在桡骨头上方，无旋转，为暴力传到桡骨头的同时受肌肉牵拉，或屈曲位肘部着地，身体向患侧倾斜，内翻暴力致外侧韧带将肱骨外髁牵拉致骨折，后受桡侧伸肌牵拉移位。

三、治疗 ■■■

（一）固定材料

根据患者肢体长度及宽度制作两块"L"形板，表面以水沾湿（针对Riseborough Ⅲ型、Ⅳ型骨折可将固定角度加大到屈曲型60°~80°，伸直型100°~120°），宽度为肢体宽度2/3为宜，近端长度超过上臂1/2，远端长度达到前臂长度1/2为准。将"L"形板的直角处剪成圆弧形，剪出2~3个缺口以利于肘部的塑形，方便固定加压。顺固定方向在夹板两侧每隔1cm斜形剪出裂缝，使得固定压力均匀。分别准备两个"L"形棉垫（比夹板宽出2cm），一个肘部前侧长条形棉垫及"平形"压垫。

（二）手法整复

手法整复主要针对折块无翻转的移位骨折。患者取坐位，助手固定患肢于略屈肘、前臂旋后位，放松伸肌群，医生双手拇指分别置于折块前后（略靠近端），施力纠正前后移位。而后助手使肘关节略旋外，使外侧副韧带松弛，医生以掌根覆于肱骨外髁，以摇摆碰触手法行归挤复位，纠正断端分离移位，同时徐徐屈肘至90°，前臂保持中立位（图6-6-2）。

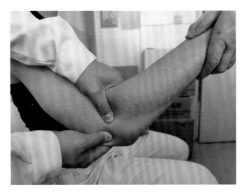 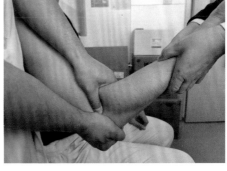

①旋后位纠正前后移位　　　　　　　②摇摆碰触，归挤复位

图6-6-2　肱骨外髁骨折手法整复

（三）骨折固定

肘部前侧放置长条形棉垫保护肘前方组织不受到过度挤压，肱骨外髁放置"梯形"压垫，内衬棉垫，用绷带以"8"字固定的方式将"L"形夹板固定于肘部两侧，前臂中立位，患肢悬吊胸前制动。

（四）功能锻炼

夹板固定期间以前臂的等长肌肉收缩锻炼和腕手部屈伸活动、握拳等为主。拆除夹板后锻炼以肘关节屈伸活动为主，同时配合使用骨科洗药熏洗治疗。医生可给予患者理筋手法治疗，以按揉、弹拨、扳拉等舒筋活络、松解粘连。

四、典型病例 ■■■

病例

　　方某，女，10岁，于2003年7月12日因"摔伤致右肘肿痛、活动受限3小时"来我院急诊就诊。查体：右肘肿胀明显，肘外凸起，轻微畸形，肱骨外髁压痛明显，肘后三角不对称，皮肤感觉、远端运动以及血运良好。行X线检查显示肱骨外髁骨小梁不连续，断端向后、外侧移位，折块轻度翻转（图6-6-3）。

　　诊断：右肱骨外髁骨折。

　　治疗方法：医生面向患者取坐位，一助手固定患肢于略屈肘、前臂旋后位，放松桡侧伸肌，医生双手拇指分别置折块前后（略靠近端），施力纠正前后移位。助手使肘关节略旋外，使外侧副韧带松弛，医生以掌根覆于肱骨外髁，以摇摆碰触手法行归挤复位，纠正断端分离移位，同时徐徐屈肘至90°，前臂改为中立位，以压垫覆于外髁的前、外、后方，用两"L"形板内外侧，内衬棉垫，绷带缠绕固定。观察远端活动及血运正常后，以三角巾悬吊于胸前。复位后行X线检查：骨折对位良好，翻转移位纠正（图6-6-4）。

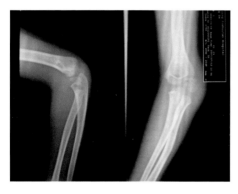

图6-6-3　右肱骨外髁骨折复位前

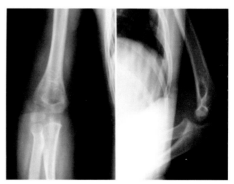

图6-6-4　右肱骨外髁骨折复位后

　　3~5天复查1次，3周拆除夹板，指导患者练习肘关节屈伸功能活动。骨折后2个月复查，双肘活动度正常对称。

五、专家点评 ■■■

（一）对骨折预后的评估

在肱骨远端骨折中，儿童是较大的发病人群，肱骨远端骨折是儿童肘关节创伤中多见的类型，此病会发生不同程度骺间骨缺损，后期出现鱼嘴样畸形，且无论复位好坏都有可能出现，原因为骨折面的软骨细胞坏死，发育缓慢甚至停滞，而内外髁继续正常发育导致，故接诊后需要先与患儿家属交代病情，可能出现远期关节的畸形，避免纠纷。

（二）儿童肱骨远端骨骺出现规律

肱骨小头骨骺1~6个月时出现；肱骨外上髁骨骺9~13岁时出现，均在14~17岁时闭合。肱骨滑车骨骺8~11岁出现，肱骨内上髁骨骺4~8岁出现，均在15~18岁闭合。肱骨远端骨骺包括肱骨外上髁、肱骨小头、滑车和内上髁四个骨骺，借助软骨连成一体。

（三）关于骨折的诊断

1.对于骨折移位严重者，由于严重肘外翻牵拉或尺骨鹰嘴撞击致使尺神经损伤或麻痹，接诊时应详细检查尺神经功能，避免漏诊。

2.诊断时对肱骨外髁骨折X线片的分析至关重要。因小儿骨折时，骨骺骨化中心所显示的只占极小的一部分，但骨折块实际可能较大，所以必须严谨地分析关节及骨折块的对应关系，借以选择适合闭合复位的病例。

3.由于只有肱骨小头骨骺出现早，故对于学龄前儿童，对骨折块的大小容易误判，出现漏诊和误诊。另外，学龄前儿童在伤后1周可出现骨痂，所以早期诊断和治疗非常关键。

（四）关于骨折手法整复

肱骨外髁骨折多属骨骺骨折，骨折手法复位时切忌反复、粗暴，减少对干骺端刺激，避免骨骺早闭而造成后期肘外翻。外髁骨折由于携带骨骺一同移位，治疗中应尽可能解剖复位。针对存在骨块翻转患者，复位时尽量桡偏肘部，放松牵拉骨块的外侧副韧带及关节囊，更有利于复位。对于翻转骨折，如一次复位不成功，建议采用手术治疗，避免过多刺激骨骺造成早闭。

（五）关于骨折固定

1.压垫的使用，需与手法相适，最后骨折块回纳的方位即是放置压垫的地方。

2.因为需要放松伸肌群，保证骨折端的对位，所以如果骨折翻转移位的患者手法复位成功后可短期固定于肘关节屈曲45°，前臂旋后位，2周后根据情况调整到肘关节屈曲90°，前臂中立位。

3.骨折复位早期1～3周内应勤复查，使夹板保持一定的紧张度，以免肿胀逐渐消退的过程中发生骨折再移位。

（六）关于骨折功能锻炼

肱骨外髁骨折在功能锻炼时要注意循序渐进，医生进行理筋手法治疗时切忌暴力。

第七节　桡骨头骨折

一、概述 ■■■

桡骨头骨折包括桡骨头部、桡骨颈部骨折和桡骨头骨骺分离。桡骨近端包括桡骨头、颈和结节。桡骨头和颈的一部分位于关节囊内，环状韧带围绕桡骨头。儿童桡骨头为软骨组成，故与成人不同，儿童不发生桡骨头部骨折，只表现为桡骨颈骨折或头骺分离，在成人可见桡骨头部骨折。桡骨头骨折临床上易被忽略，若未及时治疗，将造成前臂旋转功能障碍或引起创伤性关节炎。

二、诊断标准与骨折分型 ■■■

桡骨头骨折按照Mason分类法，可分为三型（图6-7-1）。Ⅰ型：桡骨头骨折但无明显移位，骨折线可通过桡骨头边缘或呈劈裂状，有时折线可斜行通过关节面；Ⅱ型：桡骨头骨折并伴有分离移位，骨折块有大有小，有时小骨折块可嵌入关节间隙或游离于肱桡关节外侧缘；Ⅲ型：桡骨头粉碎性骨折，桡骨头成粉碎状，移位或无移位，有时骨折块成爆裂状向四周分离移位，也有呈塌陷性骨折。

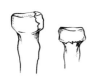 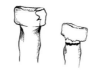 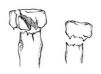

Ⅰ型　　　　　　　　　Ⅱ型　　　　　　　　　Ⅲ型

图6-7-1　桡骨头骨折分型

三、治疗 ■■■

（一）固定材料

根据患者肢体长度及宽度制作两块"L"形板，宽度为肢体宽度2/3为宜，近端长度超过上臂1/2，远端长度超过前臂长度1/2为准。将"L"形板直角剪成圆弧形，剪出2~3个缺口方便固定加压。在夹板两侧每隔1~2cm斜形剪出裂缝，长约1cm，使得固定压力均匀。表面以水沾湿备用。分别准备两个"L"形棉垫（比夹板宽出2cm），一个肘部前侧长条形棉垫。

（二）手法整复

1.单人整复　患者取仰卧位或坐位，医生面向患者立于其患侧，整复前先用拇指指腹在桡骨头的外侧进行揉按，挤开局部血肿，准确摸出移位的桡骨头。复位时医生一手握住患侧腕部，另一手拇指顶按在骨折的桡骨小头前下方，医生握腕的手将患者前臂做由屈曲内旋位到伸直外旋位的动作，顶按住桡骨小头的拇指同时向近端及内侧推挤顶按，使其复位（图6-7-2）。

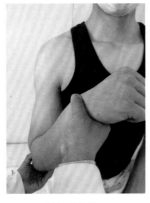 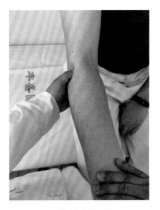

①屈曲旋前　　　　　　　②伸直旋后

图6-7-2　桡骨头骨折单人手法复位

2.双人整复 医生先扶患肢行前臂旋前屈肘而后伸直外旋的被动环旋活动1～2次（类似牵拉肘复位手法），以达到松解环状韧带，解除组织嵌顿的目的，方便复位以及后期功能恢复。而后取患肢屈肘位，医生以双手拇指指侧卡住桡骨头下方，根据骨折移位反方向向近端及内侧持续施力。同时，助手握前臂行反复屈伸和旋转活动，医生可感觉桡骨头在指下滑动而完成复位（图6-7-3）。桡骨头向前移位者，在屈肘位双拇指重按骨折远端，即前臂近端，使桡骨头受到挤压而复位。

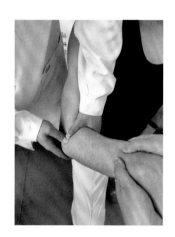 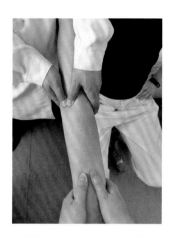

①屈肘旋前配合双拇指复位　　　　②伸肘旋后配合双拇指复位

图6-7-3　桡骨头骨折双人手法复位

（三）骨折固定

肘部前侧放置长条形棉垫保护，用绷带以"8"字固定的方式将两块"L"形板分别固定于肘部两侧，患肢悬吊胸前制动。移位不明显者固定3周，明显移位者固定4周后拆除夹板（如骨折未达临床愈合，可改为颈腕吊带悬吊）。

（四）功能锻炼

拆除夹板前以前臂的等长肌肉收缩为主，配合腕手部屈伸活动。桡骨头骨折固定目的主要是限制前臂的旋转活动，故拆除夹板后锻炼以前臂旋转活动为主，肘部屈伸活动为辅，应加大对旋后功能的锻炼，配合使用骨科洗药熏洗治疗，可促进肘部功能尽早恢复。

四、典型病例 ▪▪▪

病例

　　杨某，男，32岁。因"摔伤致左肘疼痛，活动受限1天"为主诉就诊。查体：左肘外侧略肿胀，外侧轻压痛，前臂旋转时疼痛明显，肘部屈伸活动受限，肢体远端感觉、运动功能及血运良好。行X线检查示桡骨头骨小梁不连续，折线自桡骨颈向上通过桡骨头，劈裂骨折块向前外侧倾斜移位，与关节面成角约40°（图6-7-4）。

　　诊断：左桡骨头骨折（Mason Ⅱ型）。

　　治疗：手法整复夹板外固定。

　　方法：采用双人复位法。患者取坐位，医生扶患肢行前臂旋前屈肘而后伸直旋后的被动环旋活动。待感觉肘部松弛后取患肢屈肘位，医生以双手拇指指侧卡住桡骨头下方桡骨颈处，可触及移位骨块，向近端及内侧持续施力。同时，助手握前臂反复进行由屈曲旋前位到伸直旋后位的旋转活动，桡骨头在拇指下可感觉逐步复位。以内外侧两块"L"形板固定前臂旋后位，以颈腕吊带悬吊胸前。复查X线片示骨折对位对线良好（图6-7-5）。

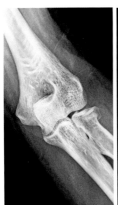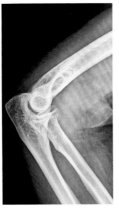

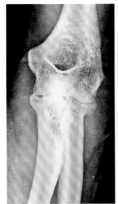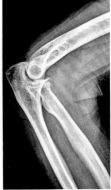

图6-7-4　左桡骨头骨折复位前　　　图6-7-5　左桡骨头骨折复位后

固定4周后拆除夹板，指导肘关节做屈伸和旋转功能活动。2个月后随访，患肘关节活动如常。

五、专家点评 ■■■

（一）诊断注意事项

1.桡骨头Ⅰ型骨折，肘关节仍可以完成大部分屈伸活动，因此，对于摔伤后肘关节外侧疼痛，且桡骨头处出现肿胀和压痛的都应考虑此类骨折，仔细阅读X线片并结合桡骨头局限性压痛检查可明确诊断，切不可漏诊或误诊。

2.诊断时要注意避免漏诊无移位和嵌插骨折。4岁以下儿童的桡骨头骨骺尚未出现，只要临床表现符合，即应按桡骨小头骨折治疗，不必完全依赖X线照片。

3.桡骨头骨折在临床诊断时必须注意检查腕和手的感觉和运动功能，判断是否合并桡神经损伤。

（二）对桡骨头骨折治疗方法的选择

目前桡骨头骨折存在过度医疗的现象，即无论何种分型骨折，要么采用切开复位微型钢板内固定，要么进行桡骨头切除或进行人工关节置换。其实，对于桡骨头骨折，关节面完整且倾斜不超过30°或大部分完整，仅外侧边缘劈裂塌陷且不超过关节面1/3的，甚至不需要复位，都可保留肘关节近乎正常的功能。对于桡骨头骨折，中医正骨有很大的治疗优势，在出现明显肿胀之前，通过正骨手法治疗，骨折可较好地达到功能复位并愈合，肘关节功能亦不会出现功能障碍。

（三）关于手法整复与固定

1.桡骨小头骨折 "歪戴帽"类型比较多，复位时应由下往上推，可以从"手三里"处开始，拇指缓慢向上移动，直到骨折处重按"歪戴帽"的桡骨头，着力点和推顶方向选择正确，复位比较容易成功。

2.桡骨头 "歪戴帽"骨折手法复位时应先将表层皮肤向远端推下，然后再向上方推挤，在推挤中加推滚指法，可以提高骨折复位成功的概率。推进过程要辅以前臂的内外旋转和适度肘关节屈伸，尤以外旋前臂伸肘位时拇指用力推顶桡骨头复位的效果更佳。

3.桡骨头 骨折复位后一般比较稳定，所以固定时一般不需过紧，仅保持旋后位固定即可。

（四）关于功能锻炼

1.对于桡骨头骨折拆除夹板后的功能锻炼主要针对前臂旋转活动，为避免后期功能障碍，Ⅰ型骨折在治疗早期（骨折固定2周）可在复查时打开夹板，医生给予患肘适当的部分屈伸和旋转活动，既不会造成骨折移位，也可更好地保持关节功能。对于骨折后期的康复治疗，除鼓励患者主动锻炼外，理筋手法以摆动手法效果最好。医生一手拇指指腹放置于肱桡关节和前臂肌群处，持续施压，另一手握腕关节行前臂小幅旋转活动，以前臂旋后位的旋摇为主，同时施力手以一指禅法做局部松解，待前臂肌肉放松后行肘及前臂的被动屈伸和环旋活动。

2.骨折线通关节面的骨折功能恢复可能比较慢，不可急于求成使用粗暴手法，否则适得其反，功能恢复更加困难。

3.儿童骨折2~3周后，成人骨折6周以后，一般都能达到临床愈合，此时可加强肘及前臂主动活动的力度和范围。桡骨关节面不到30°的倾斜或桡骨头外侧缘劈裂塌陷，对肘关节后期功能均无明显影响，可在固定3周后即拆除夹板进行功能锻炼。

第八节　桡尺骨干双骨折

一、概述 ■■■

桡尺骨干双骨折是常见的前臂损伤之一，亦称前臂双骨折，约占骨折总数的11.2%，多见于青少年，多发部位为中1/3和下1/3段，儿童多发于下1/5段。正常的尺骨是前臂的轴心，通过上、下尺桡关节及骨间膜与桡骨相连。桡骨沿尺骨旋转，自旋后位至旋前位，回旋幅度可达150°。前臂肌肉较多，有屈肌群、伸肌群、旋前肌群和旋后肌群等，由于肌肉的牵拉，骨折后可出现重叠、成角、旋转及侧方移位，故整复较难。

二、诊断与分型标准 ■■■

根据外伤史、临床表现、查体、X线检查可以明确诊断。患者有明显外伤史，伤后局部疼痛、肿胀、前臂活动功能丧失，动则疼痛加剧。局部压痛明显，有纵向叩击痛，可扪及骨擦音和异常活动。检查皮肤有无发绀，手指感觉情况及活动情况，根据疼痛、肿胀程度及手指感觉和温度判断有无前臂筋膜间隔区综合征。X线正、侧位片可明确骨折类型及移位方向，摄片时应包括肘关节和腕关节，以观察上下桡尺关节有无脱位，防止漏诊。

直接暴力、传达暴力或扭转暴力均可造成前臂双骨折（图6-8-1）。

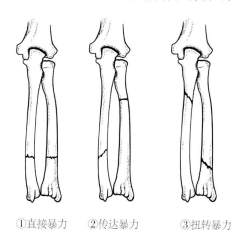

①直接暴力　　②传达暴力　　③扭转暴力

图6-8-1　不同外力形式所致的桡尺骨双骨折的折线位置

（一）直接暴力

直接暴力多因打击、碰撞等直接暴力作用前臂所致，其骨折线大多数在同一平面上，骨折线多为横断、粉碎、蝶形。

（二）传达暴力

传达暴力多系跌倒，手掌着地，暴力传导至桡骨，并经骨间膜传导至尺骨，造成尺桡骨骨折。桡骨骨折线在上，尺骨骨折线低于桡骨骨折线，以横断、短斜形为多，短缩重叠移位严重，骨间膜损伤较重。儿童桡尺骨下1/5段骨折，多为横断形，骨折线可在同一平面。

（三）扭转暴力

扭转暴力多系掰腕等前臂强力扭转的动作所致。骨折线向一侧倾斜，往往是由内上向外下，尺骨骨折线在上端，桡骨骨折线在下端，以螺旋形骨折多见。

三、治疗 ■■■

（一）固定材料

掌背侧两块直形夹板。硬纸夹板由4层纸板折叠而成，先根据患肢的长度将硬纸夹板叠好，剪成长方形，长度为25～30cm，宽度为8～10cm，掌侧硬纸夹板由肱骨内上髁至掌横纹，背侧硬纸夹板由桡骨小头至掌骨颈，将四个角修剪成圆弧状，以免损伤皮肤，表面浸湿备用（图6-8-2）。

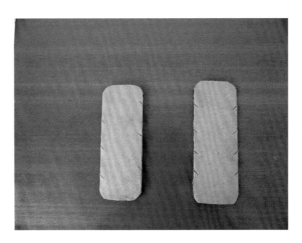

图6-8-2　桡尺骨干双骨折的直形固定夹板

（二）骨折复位

1.成人整复法　患者平卧，肩外展90°，肘屈曲45°，上1/3段骨折前臂旋后位，中1/3和下1/3段骨折前臂中立位或旋前位。整复的先后取决于骨折的稳定程度：若桡尺骨干双骨折均为不稳定时，骨折在上1/3，先整复尺骨；骨折在下1/3，先整复桡骨；骨折在中段，先整复相对稳定者。复位时，两助手拔伸牵引，矫正重叠、旋转和成角畸形，再用夹挤分骨法分开骨间膜（图6-8-3），纠正两骨的内、外移位，仍有少许重叠时，可用折顶法，若斜形骨折有背向移位者，再加用回旋法，一般均可获得成功。

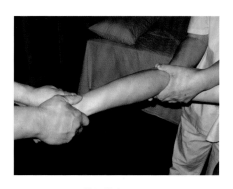 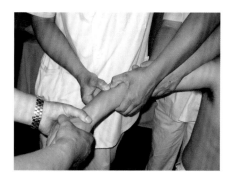

①拔伸牵引　　　　　　　　　　　　　②夹挤分骨

图6-8-3　桡尺骨干双骨折整复法

2.小儿骨折复位法　以尺桡骨下段骨折重叠移位为例，患儿取卧位或坐位，患肢旋前，医生一手拇指与食指捏住桡骨远端，另一手拇、食指捏住骨折近端，不必对抗牵引，两手捏紧同时向背侧折顶加大成角，骨折即可对位，此时两手复平并行对向挤压，再向掌侧略行反折，即可实现对线成功，最后运用分骨手法，纠正残余移位，骨折即可达到解剖对位。尺骨骨折亦因受骨间膜和肌肉等牵拉，在桡骨复位时同时受上述手法带动而得到解剖复位。

（三）骨折固定

复位后，由助手协助保持骨折复位的位置，前臂中立位，在维持牵引下，绷带平整包扎前臂1～2层，不可过紧，以绷带能在表皮上移动为度。根据骨折移位的方向正确放置压垫、分骨垫，粘牢后用棉花包裹整个前臂，然后分别放置掌、背侧夹板固定整个前臂，绷带缠绕固定，注意要将夹板的两端都包埋在绷带内。固定后保持前臂中立位，屈肘90°，手掌朝向胸前，颈腕吊带悬吊（图6-8-4）。成人硬纸夹板固定6～8周，儿童3～4周。X线片显示达到临床愈合后，解除夹板。

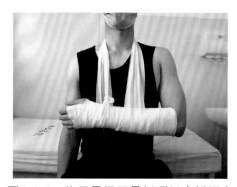

图6-8-4　桡尺骨干双骨折硬纸夹板固定

（四）功能锻炼

骨折复位硬纸夹板固定后即可开始做手指的屈伸活动及前臂肌肉的主动等长收缩活动，2周后开始做肩、肘关节活动，如小云手等，禁止做前臂旋转活动。固定4周后加大肩、肘活动范围及五指屈伸活动。骨折愈合拆除夹板固定后，开始做腕屈伸及前臂旋转活动，并逐渐加大活动范围。

四、典型病例 ■■■

 病例

彭某，男性，14岁，2016年5月8日来诊。因"左前臂摔伤后肿痛、畸形、活动受限3小时"来我院就诊。查体：左前臂肿胀畸形，前臂中1/3局部压痛明显，有纵向叩击痛，可扪及骨擦音和异常活动。前臂旋转功能丧失。左腕手活动正常，皮肤感觉正常，桡动脉搏动清。左前臂正侧位X线片显示：左桡尺骨中1/3处短斜形骨折，桡骨骨折线略高于尺骨，折端重叠移位，骨折向掌侧明显成角（图6-8-5）。

诊断：左桡尺骨干骨折。

治疗方法：根据骨折的稳定程度，决定先整复桡骨骨折。患者端坐，患肩外展、屈肘、掌心向下，医生立于患侧，两助手分别握住骨折的远近端拔伸牵引，矫正重叠移位和成角畸形，再用夹挤分骨法分开骨间膜，纠正两骨的内、外移位。医生双手分别握住骨折远、近端，对向用力，进行骨端触碰，感觉骨折断端相触，触摸尺骨嵴感觉平复，是为整复成功。复位后，由助手协助保持屈肘90°，改为前臂中立位，先用两块直形板在折端掌背侧局部固定，然后再用掌、背侧两块长短适宜的硬纸夹板超腕关节固定（即所谓"板套板"固定法），固定范围从桡骨头至掌骨颈。固定后以三角巾悬吊于胸前。复位固定后拍摄左前臂正侧位X线片显示骨折基本恢复解剖对位，桡尺骨间隙距离恢复如常（图6-8-6）。

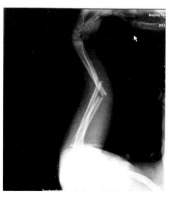
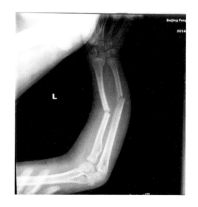

①骨折复位前正位 　　　　　　　②骨折复位前侧位

图6-8-5　左桡尺骨骨折整复前

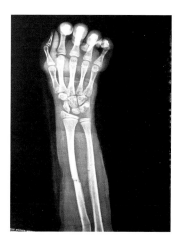
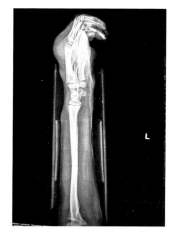

①骨折复位后正位 　　　　　　　②骨折复位后侧位

图6-8-6　左桡尺骨骨折整复后

　　整复成功后予以硬纸夹板固定，3天后在X线透视下复查，骨折对位良好。整复后1周拍X线片见骨折对位对线良好，以后每周门诊复查1次，调整硬纸夹板的松紧度。硬纸夹板固定后即指导患者练习肩、肘、指等关节的屈伸活动，同时练习上肢肌肉的主动收缩活动。固定5周后拍片见骨折线模糊，拆除外固定，逐渐练习前臂的旋转活动，并配合骨科洗药熏洗以舒筋活络，消肿止痛。10周后患肢功能基本恢复正常。

五、专家点评 ■■■

（一）骨折的治疗思路

前臂双骨折的整复原则是保持尺桡骨骨干长度和一定的弯度，主要是恢复前臂150°左右的旋转功能。无移位者仅用夹板固定即可，有移位的闭合骨折，均可应用手法整复、夹板固定治疗。8岁以下的儿童20°以内的成角畸形一般可通过塑形而获得纠正，但超过12岁的儿童塑形机会大大减少，故对骨折必须有良好对位。若手法复位不成功，应行切开复位内固定，以免因旋转、成角畸形较大而影响前臂的旋转功能。

（二）骨折的一般性处理

伤后即用夹板行初步固定，并用长托板加三角巾悬吊于胸前。肿痛甚者，应给予消肿、止痛的药物，并注意观察前臂血液循环和手指温度、活动情况，尤其对前臂筋膜室综合征的早期表现，如肢体剧痛、麻木、发凉、手指被动牵拉痛要高度重视，及时处置。

（三）关于骨折诊断

前臂骨折拍摄X线片尽量要求前臂全长正侧位，必须包括腕关节和肘关节，这样既可避免遗漏上下尺桡关节的合并损伤，又可判断桡骨近折段的移位情况，建立整体空间感，以利整复。小儿无移位的前臂双骨折，尤其是青枝骨折，伤后只有肿胀，无明显畸形，往往误以为只有扭伤而误诊，因此伤后均应行X线照片检查，且应包括肘关节和腕关节，如发现骨皮质出现皱褶即可诊断。对于高度肿胀的前臂双骨折，要仔细查体，对于皮肤感觉、末梢血运、手指活动情况要仔细检查，以排除是否合并血管、神经的损伤以及前臂筋膜室综合征。

（四）关于骨折手法复位

一般来说，骨折的近端相对比较稳定，审慎阅读X线片，找到相对稳定的骨作为支点，有利于骨折的成功整复。所以整复时应以远端对近端，即所谓"子骨对母骨"。

对于重叠移位明显的患者，应充分拔伸牵引，为下一步的手法操作创造条件。牵引时用力要轻重适宜，做到平稳实效，切忌用冲击性力量。如系横断或锯齿形的骨折，在出现明显重叠移位时，单纯拔伸牵引很难纠正移位，此时选用折顶的手法，容易复位成功。但折顶时要注意避免损伤前臂的血管和神经，尤其前臂肿胀严重时避免使用折顶手法。骨折端在用拔伸手法牵开后，在应用分骨手法的同时可利用提按端挤的手法矫正侧方移位。各方向移位矫正好后，保持前臂中立位，由医生安放硬纸夹板进行固定。

尺桡骨上分别有不同的肌肉群附着，由于其起点不一，骨折线在旋前圆肌止点以上或以下时，骨折近端和远端的移位方向完全不同，随之采用的正骨手法亦迥异。尺桡骨双骨折端在旋前圆肌止点以上则把前臂置于旋后位整复，骨折端在旋前圆肌止点以下则把前臂置于中立位整复，利用前臂骨间膜的张力而作用于两根长骨的骨折端。

若患肢就诊时肿胀严重，甚至出现张力性水疱者不可急于整复，可临时用夹板固定，抬高患肢，待瘀血肿胀基本消退后再行整复，但不宜过久，一般成人不超过2周，儿童不超过1周，否则整复困难。

通过熟练的闭合整复手法，可使绝大多数的骨折得到良好的解剖复位或近解剖复位，恢复正常的生理功能。但对于少数不稳定性尺桡骨双骨折，在经两次以上手法复位后，骨折愈合过程中仍发生再移位、成角、旋转等，应考虑手术治疗。

（五）闭合复位的整复标准

尺桡骨骨折的复位标准：桡骨近端的旋后畸形不得大于30°；尺骨远端的旋转畸形不得大于10°；桡尺骨的成角畸形不得大于10°；桡骨的旋转弓应予恢复。骨折整复尽量争取良好的复位标准，但不是非得达到解剖复位，只要能达到功能复位标准，通过日后的前臂功能锻炼一样可以获得良好的肢体功能。

（六）关于夹板固定

前臂尺桡骨双骨折常规应用掌背侧两块硬纸夹板固定，掌侧板由肱骨内上髁至掌指关节，背侧板由桡骨小头至掌指关节，两块夹板呈一圆筒状将前臂及腕部都予以固定，这样既可以保证前臂在固定期间不会出现旋转活动，又可以使前臂在中立位时，不会出现手掌向尺侧下垂时对骨折端形成的杠杆力造成骨折端成角畸形倾向。前臂骨折行外固定治疗，硬纸夹板远端不应超过掌指关节，即掌横纹处，以免影响手部功能锻炼。

为保证前臂确切地处于中立位，也可采用双层夹板固定的方式，即"板套板"。内层板：按照患者前臂的长短和周径制成掌、背侧各一块的夹板，长度自肘至腕以不影响屈肘屈腕为度，宽度以两块夹板之间留有3~5cm的间隙为度；外层板：长度较内层板长一些，应达到手掌中部，宽度是前臂周径的1/2，弯成弧形备用。骨折复位满意后，先用内层板进行固定，然后将外层板以托板的方式放在前臂尺侧，近端放置位置同第一层夹板，远端可至第一掌指关节处，以绷带缠绕固定，确保达到限制手部旋转的作用。硬纸夹板外固定的内层板作用于骨折局部的力量更为集中，避免肢体肿胀和消肿这一过程中的合并症和固定不稳的不利因素。外层板可通过控制腕手部的活动，不但防止了前臂旋转造成骨折二次移位，亦可防止吊带作用于骨折端，与肢体重力作用产生成角，甚至造成两骨折端相互靠近而在后期影响前臂的功能。

固定时要将前臂保持在中立位。中立位时尺桡骨平行，骨间膜上下均匀一致的牵拉作用，可使骨折断端在复位后保持稳定，并保证骨间膜不发生挛缩，在骨折愈合后，对前臂旋转功能不会产生影响。

固定期间要密切观察，不适随诊，及时调整外固定松紧度，防止出现骨-筋膜室综合征。固定时用的棉压垫和分骨垫不宜过厚，不可作为纠正骨折移位来使用，以免造成压疮。对于前臂中段的双骨折，在骨折固定6周后，可根据X线片骨折情况将纸夹板超腕关节固定改为固定到腕横纹处即可，此时骨折已经部分愈合，断端相对稳定，不再需要固定腕关节，有利于后期腕关节功能的恢复。

（七）关于骨折固定后的复查

桡尺骨骨折早期最易出现骨-筋膜室综合征，骨折复位固定后要对患者进行10多分钟的观察，如远端肢体出现麻木、发凉即为固定过紧，要打开重新固定，或者重新评估伤肢情况，是否出现骨-筋膜室综合征，一旦确诊，及早手术处理。

骨折外固定后3天首次复查，复查内容主要包括观察硬纸夹板的松紧、手部的感觉、血运，并行透视或摄片检查观察骨折的位置有无改变，根据情况适当调整硬纸夹板的固定松紧度。以后每隔1周复查1次，调整夹板的松紧，如肿胀减轻后硬纸夹板变松弛要及时加紧外固定，不必拆开绷带，可在原有绷带固定的基础上，继续以均匀的压力缠绕若干层绷带即可。骨折复位外固定后3周内是骨折再移位的高发时间段，多是因为肿胀消退，外固定松动所致，故每次复查时必须拍摄X线片，观察骨折的位置情况，并适当调整外固定松紧度。

（八）关于骨折恢复期的功能锻炼

前臂旋转活动对前臂桡尺骨干双骨折固定后的稳定性影响较大。骨折愈合之前，前臂的旋转活动会在骨折断端形成剪切力和扭转力，可增加骨折的不稳定趋势，容易导致骨折发生再移位，所以在骨折固定期间应尽量保持前臂中立位，不做前臂的旋转活动。拆除夹板后可逐渐练习前臂的旋转活动。而且在练习的时候要循序渐进，不可急于求成。除了练习前臂旋转功能，也要进行腕关节屈伸锻炼和手掌的握力训练，练习最好同时配合中药熏洗治疗，有利康复。

（九）关于骨折预后

桡尺骨干骨折经手法整复恢复了两骨的平行，经夹板固定，适当及时的功能锻炼，一般预后较好。即使骨折断端稍有成角，对前臂功能也无明显影响，但成角过大者在畸形位置愈合后可影响前臂的旋转功能。

第九节　桡骨远端骨折

一、概述 ■■■

桡骨远端骨折指桡骨远侧端3cm范围内的骨折，又称辅骨下端骨折、昆骨下端骨折。该骨折发生率占全身骨折的6.7%～11%，多见于中老年人，以40岁以上女性最为常见，20岁以下的患者多为桡骨下端骨骺分离。桡骨下端膨大，其横断面近似四方形，由松质骨构成，在松质骨和皮质骨交界处为应力的薄弱点，故此处易发生骨折。桡骨下端为桡腕关节面，正常人此关节面向掌侧和尺侧倾斜，其中掌倾角为10°～15°，尺偏角为20°～25°。正常人桡骨茎突较尺骨茎突长1～1.5cm。桡骨下端背面稍凸，有四个骨性腱沟，伸指肌腱由此通过，其桡侧面有肱桡肌附着，并有伸拇短肌和拇长展肌通过此处的骨纤维管道。尺侧面有桡骨尺切迹与尺骨小头的关节面形成下桡尺关节。当桡骨远端骨折时，上述正常解剖关系被破坏，若复位不良，可造成腕手功能障碍。

二、诊断与分型标准 ■■■

依据外伤史、临床表现、查体及X线检查可明确诊断。桡骨远端骨折多依据骨折受伤机制及移位情况进行分型。

1.伸直型骨折（Colles骨折） 此型骨折占全身骨折的6.1%。跌倒时前臂旋前，腕关节呈背伸位，手掌着地，躯干的重力与地面的反作用力交集于桡骨下端而发生骨折。暴力较大时，则骨折远端向桡、背侧移位，掌倾角和尺偏角变小、消失，甚至负向成角。严重移位时，腕及手部形成"餐叉样"畸形。桡骨远端骨折常合并有下桡尺关节脱位及尺骨茎突骨折，导致下桡尺关节的三角纤维软骨移位。老年人常有骨质疏松，其骨折多为粉碎性，骨折若复位不良而畸形愈合，可导致掌侧的屈肌腱和背侧的伸肌腱在桡骨下端骨性腱沟内发生移位和扭转，影响手的功能，尤其是拇指的功能。若掌倾角和尺偏角未得到纠正或伴有下桡尺关节脱位，可影响腕的掌屈、背伸及前臂的旋转功能。

临床分型：

Ⅰ型（无移位型）：骨折端无移位，骨折线可进入或未进入关节面。

Ⅱ型（关节外移位型）：骨折向掌侧成角，远折端向桡侧和背侧移位，但骨折线未进入关节内。

Ⅲ型（关节内移位型）：骨折有移位，且骨折线进入关节内，关节面可完整或有分离移位。

2.屈曲型骨折（Smith骨折） 此型骨折占全身骨折的1.6%。跌倒时腕关节呈掌屈位，手背着地，间接暴力作用于桡骨下端而致。骨折平面与伸直型骨折相同，但移位方向相反，骨折远端向桡侧及掌侧移位，桡骨下端关节面向掌侧倾斜，手腕部呈"锅铲样"畸形。

3.背侧缘劈裂骨折（Barton骨折） 此型骨折占全身骨折总数的0.5%，为腕关节内骨折。跌倒时腕关节背伸，前臂旋前，手掌着地。外力使腕骨冲击桡骨下端关节面的背侧缘而致。远端骨折块呈楔形，累及桡腕关节面的1/3，骨折块向背侧及近侧移位，腕骨随之移位。

4.掌侧缘劈裂骨折 此型骨折占全身骨折的0.2%。跌倒时腕关节呈掌屈位，手背着地，外力冲击桡骨下端的掌侧缘而致此骨折。有时腕部过伸，韧带过度牵拉也可造成。此类骨折临床少见。

三、治疗 ■■■

（一）固定材料

硬纸夹板由4~6层纸板组成，先根据患肢的长度将硬纸夹板叠好，剪成长方形，其中一块纸夹板的长度约为15cm，另一块纸夹板的长度为13cm，宽度为6~8cm。①伸直型骨折：夹板的近端达前臂中1/3，背侧夹板远端应超过腕关节1~2cm，掌侧夹板远端达腕横纹；②屈曲型骨折：夹板的近端达前臂中1/3，掌侧夹板远端超腕关节1~2cm，背侧夹板远端达腕背侧横纹；③背侧缘劈裂骨折：夹板的近端达前臂中1/3，背侧夹板远端超腕关节1~2cm，掌侧夹板远端抵达腕横纹；④掌侧缘劈裂骨折：夹板的近端达前臂中1/3，掌侧夹板超腕关节1~2cm，背侧夹板远端达腕背侧横纹。将纸夹板四个角修剪成圆弧状，以免损伤皮肤，表面浸湿备用（图6-9-1）。

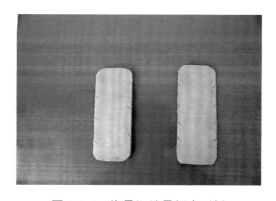

图6-9-1　桡骨远端骨折直形板

（二）骨折复位

1.伸直型骨折　Ⅰ型骨折无须整复，Ⅱ型和Ⅲ型骨折需要整复。

单人复位法：适用于嵌入或重叠移位不严重，肌肉不发达的患者。患者取坐位，患肢前臂旋前，手掌向下。医生立于患侧，一手握前臂下段，另一手握腕部，两手沿原来移位方向顺势拔伸牵引，至嵌入或重叠移位矫正后，握前臂之拇指置于骨折远端的背侧向下按压，握腕部之手指将患腕屈曲向下牵引以矫正其向背侧移位。然后再略向尺侧牵引，同时握前臂之拇指改置于骨折远端之桡侧用力按捺，以矫正其向桡侧移位（图6-9-2）。也可在患肢前臂旋后位进行一人整复（图6-9-3）。

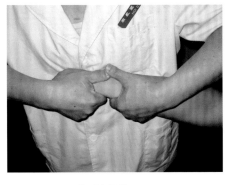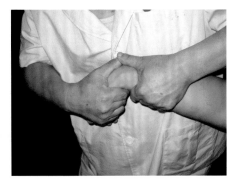

①对向拔伸   ②尺偏掌屈

图6-9-2   伸直型骨折前臂旋前位单人复位法

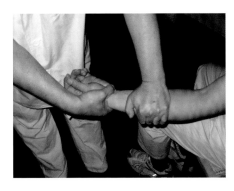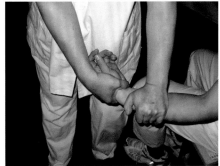

①对向拔伸   ②尺偏掌屈

图6-9-3   伸直型骨折前臂旋后位单人复位法

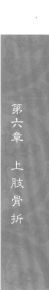
牵抖复位法：此法适用于骨折线未进入关节，骨折端完整者。

患者取坐位或平卧位，患肢外展，肘部略屈，前臂旋前位。助手握住患肢前臂下段，医生两手拇指并列置于骨折远端背侧，其余四指置于腕掌部，紧扣大小鱼际肌，先顺势拔伸1～2分钟，待重叠移位完全矫正后，将前臂远端旋前，并利用牵引力，顺纵轴方向骤然猛抖，同时迅速使患腕尺偏掌屈，使骨折复位（图6-9-4①）。完成复位后维持伤腕掌屈位置，医生用一手拇指触摸桡骨骨折处的背桡侧，确保骨折处平复，再以拇指沿着腕背侧伸肌腱捋筋（图6-9-4②），使骨复位、筋回槽。

113

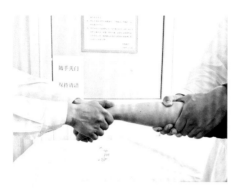 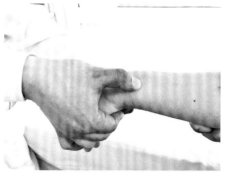

①顺势拔伸、尺偏掌屈　　　　　　　　②维持屈腕、还纳挣筋

图6-9-4　牵抖复位法

2.屈曲型骨折　单人复位法：拔伸牵引同伸直型骨折操作，医生在矫正掌背侧移位时手法与伸直型正好相反，用一手虎口部或拇指将骨折近端由背侧向掌侧挤压，同时握手部的另一手将手腕在牵引下背伸即可复位（图6-9-5）。

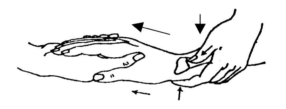

图6-9-5　屈曲型骨折单人整复法

背伸尺偏法：患者取坐位或平卧位，屈肘90°，前臂旋后位，掌心向上。一助手握住患者上臂，医生两手紧握手腕，双拇指抵住骨折远端，准确触摸骨折端，维持持续牵引，待骨折重叠移位基本矫正后，瞬时将手腕尺偏背伸。

3.背侧缘劈裂骨折　在纵向拔伸牵引时，医生将腕部轻度屈曲，两手在骨折处掌背侧相对挤压，在腕背之手用拇指直接推按背侧缘骨折片，使之复位。

4.掌侧缘劈裂骨折　在纵向拔伸牵引时，医生将患腕背伸，医生两手在骨折处的掌背侧相对挤压，使掌侧缘骨折片复位。

（三）骨折固定

复位后，在维持牵引下放置棉压垫。伸直型骨折在远端背桡侧和近端掌尺侧均放棉压垫（图6-9-6）；屈曲型骨折的棉压垫放置与伸直型相反；背侧缘和掌侧缘劈裂骨折压垫置于骨折掌、背侧各1个。所有棉压垫用胶布粘膏固定。然后在患肢前臂中下段内衬绷带，松松地均匀包扎绷带2～3层，在接触夹板的上、下端可多包1~2层。再将内衬棉垫的掌、背侧两块长方形硬纸夹板超腕关节固定（图6-9-7）。两块纸夹板呈一圆筒状包绕前臂的中下段及腕关节，在夹板的外面均匀缠绕4列绷带8~10层，要将夹板的两端都包埋在绷带内。伸直型、屈曲型骨折，要将腕关节固定在稍尺偏位。

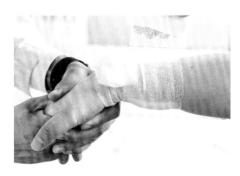 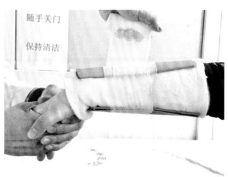

图6-9-6 伸直型骨折，远折端背桡侧和近折端的掌侧各放置1个棉压垫以胶条固定　图6-9-7 伸直型骨折，掌背侧各放置1块直形板，背侧夹板略长于掌侧夹板

纸夹板固定后，将前臂中立位，屈肘90°，颈腕吊带胸前位悬吊（图6-9-8）。5~6周后，根据X线片骨折愈合情况，酌情拆除纸夹板，儿童一般固定3周。

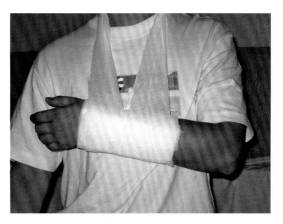

图6-9-8 桡骨远端骨折纸夹板固定后

（四）功能锻炼

伤后1~2周内可做握拳、吊臂、耸肩等活动。如手指可做握拳和放开的"抓空增力"，并同时用力做关节不动的静力性肌肉收缩。如骨折为断端轴向短

缩移位明显者，因为断端松质骨塌陷明显，虽经手法复位，但夹板固定不足以对抗前臂肌肉收缩对骨折断端产生的轴向挤压力，因此复位后只可适当做手指指间关节轻度的屈伸活动，不宜用力握拳，以免再发生骨折的轴向移位。

伤后3~4周，如肿胀减轻、骨痂已形成，可在逐渐加大"抓空增力"动作肌肉收缩力度的同时，加大肩、肘关节活动范围。

伤后4~6周，如骨痂生长良好，骨折基本达到临床愈合，可拆除夹板，重点练习腕关节的屈伸、环转活动和前臂旋转运动，并可鼓励患者在日常生活中适当做一些力所能及的活动，如洗脸、刷牙、梳头、患手拿筷吃饭等。

四、典型病例 ■■■■

病例

患者，男，53岁，因"摔伤致左腕肿痛、畸形、活动受限3小时"于2015年11月4日来我院急诊就诊。查体：左腕肿胀明显，局部瘀血，皮肤无破损，腕关节周围压痛，活动受限，鼻烟窝压痛阴性，各手指屈伸活动尚可，感觉、血运正常。X线片显示桡骨远端骨折，骨折端波及桡腕关节面，近折端短缩移位、向背侧成角，远折端向掌桡侧移位（图6-9-9）。

诊断：左侧smith骨折（桡骨远端骨折——屈曲型）。

治疗方法：患者正坐，前臂旋后，手掌向上。医生双手第2~5指握住患者手部背侧，双手拇指置于骨折端掌侧，持续向远端牵引。一助手握住患肢前臂中段，做对向牵引并维持，待牵引充分后，医生双手握住患腕做尺偏背伸动作将骨折复位。然后另一助手与前助手维持对向牵引，并保持腕关节尺偏背伸位。医生用拇指推挤桡骨远端的残余移位，直至触摸骨折端确认骨折端平整，最后触摸桡骨茎突及尺骨茎突确认长度恢复。于远折端掌桡侧、近折端背尺侧分别放置棉压垫，掌背侧两块直形夹板外固定。前臂中立位，颈腕吊带胸前悬吊固定。复位后X线检查：骨折对位对线良好，掌倾角、尺倾角恢复（图6-9-10）。复位后6周拍片骨折线模糊（图6-9-11），考虑骨折临床愈合拆除夹板，指导患者功能锻炼。患者拆除夹板后1个月复查，双腕关节活动基本正常（图6-9-12）。

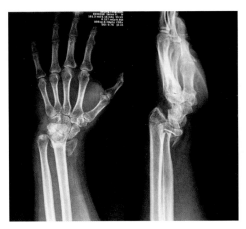 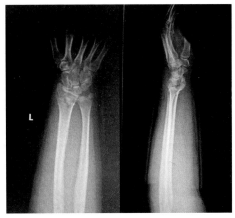

图6-9-9　smith骨折复位前　　　　　图6-9-10　smith骨折复位后

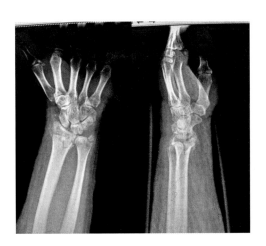

图6-9-11　骨折夹板外固定6周，骨折线模糊

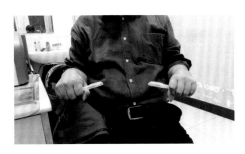 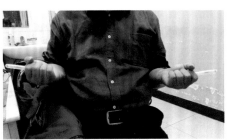

①旋前　　　　　　　　　　　　　②旋后

图6-9-12

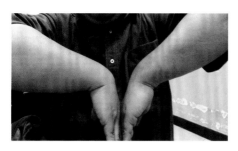 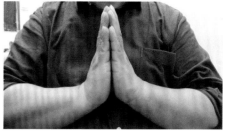

③掌屈　　　　　　　　　　　　　④背伸

图6-9-12　拆除夹板功能锻炼1个月后，腕关节活动基本正常

五、专家点评 ■■■

（一）治疗思路

桡骨远端骨折在临床常见，绝大多数可采用手法整复外固定治疗，而且恢复较快，对患腕功能影响也比较小。需要注意的是，如诊治时重视不够也可导致治疗效果不佳，遗留腕关节屈伸活动受限、前臂旋转受限、握力下降，甚至出现反射性交感神经营养不良综合征等多种骨折后遗症。因此，诊治时要仔细查体，拍摄腕关节X线片明确骨折分型，必要时CT检查以明确诊断。按照骨折的不同分型，以"逆损伤机制"手法复位，一般可获得满意复位效果。骨折恢复期进行积极的腕关节功能康复是治疗成功的关键。对于严重骨质疏松导致的病理性骨折，或骨折断端松质骨丢失明显，或掌（背）侧皮质骨粉碎严重，甚至缺失者，或有明显的轴向移位倾向者才考虑手术治疗，方法有切开复位内固定或微创穿针外固定支架固定，根据骨折断端的具体情况选择应用。

（二）关于复位前的影像学评估

复位前要仔细阅读X线片，充分评估骨折断端的情况，这关系到复位手法的运用和骨折复位固定后期的管理。如正位X线片显示桡骨的骨折线自桡上降至尺下，在整复时重点在近端，助手牵引时应给予向桡侧分骨，牵引的力度应足够充分。如骨折断端粉碎严重，尤其是关节面有明显塌陷者，骨折断端在复位后局部会出现"空心现象"，早期复位良好后，要注意在固定期间可能出现复位丢失，以至于后期出现轴向短缩的可能。如出现桡骨轴向移位明显者，骨折愈合后会使患者腕关节出现桡偏畸形，影响腕关节的旋后功能。因此，骨折整复后每次复查时拍X线片要注意观察桡骨骨折的侧方移位是否有变化，是否出现桡骨的轴向短缩移位等情况，一旦出现要仔细评估是否需要再次复位或者改为手术治疗。对于可能出现桡骨轴向短缩者要缩短复诊间隔时间，以免出现夹板的约束力下降导致此种情况的发生。

（三）关于整复手法运用

1.整复时间愈早愈好，此时患肢肿胀还不明显，可减轻整复时的困难，又可减轻创伤后的患腕肿胀。

2.手法整复前应对患者的身体状况充分评估，如高龄或合并严重的心脑血管疾病者，更应充分考虑到施行手法整复时可能出现的不良反应，慎用手法整复。

3.手法整复时，应稳、准、快，尽量减少患者痛苦，避免粗暴蛮力。一定要注意矫正掌倾角及尺偏角，尽量恢复到正常范围，以保证日后腕关节功能的恢复。

4.对于伸直型或屈曲型骨折，如骨折线波及关节，桡腕关节面不平者，手法整复在纠正移位后可适当做几次屈伸腕关节动作，以平复桡腕关节面，然后再行外固定，以免日后发生创伤性关节炎的可能。

5."拔不开则接不上"，拔伸牵引作为各种复位手法组合应用的前提，对骨折复位至关重要。拔伸一定要将断端的重叠移位牵开后再进行尺偏掌屈或背伸。拔伸时，医生和助手相对徐缓用力，逐渐加大力量，当医生感知骨折局部出现"咕哝""咔嚓"等声响时，表示骨折的嵌插移位松动，骨折断端已被牵开，顺势轻巧施用手法即可复位。

6.对于老年人要注意保护腕背侧皮肤，以免牵拉下屈腕复位时造成皮肤撕裂。对于老年人伴有骨质疏松症的患者，在运用屈腕手法时避免用力过猛，以免整复时并发尺骨远端骨折。

7.复位完成的整理手法是治疗此种骨折的重要方法。整复手法完毕后由助手维持牵引，医生进行骨折端的扣合碰触能减少骨折再移位的发生。医生双手对向扣合下尺桡关节，有利于前臂旋转的恢复。嘱患者做主动握拳、被动过伸掌指各关节，调顺腕掌背侧肌腱等软组织，有利于腕关节屈伸功能的恢复。

（四）关于硬纸夹板固定

要注意避免发生夹板下方皮肤的压迫性损伤。在绷带约束力下，变硬且干燥的硬纸夹板在骨突的部位产生持续的压强，夹板外束缚过紧时容易引起皮肤压伤，尤其在肌肉组织较薄的位置，如桡骨茎突、舟骨结节等。在压伤发生初期，局部可产生剧烈疼痛，如不能及时解除压力，则可能会出现皮肤及皮下组织压迫性坏死，因此在使用硬纸夹板时要注意避免此种情况的发生，尤其每次在原绷带上再加绷带后固定在某一位置可能会产生持续疼痛。避免压伤，首先不宜包扎过紧，其次背侧远端的压垫不宜过厚，而且夹板内侧衬棉宜略厚一些，并在夹板远端纵向剪开3~4个切口，这样可以有效避免局部皮肤压伤。

硬纸夹板固定时需防止夹板旋转导致骨折发生移位。由于硬纸夹板固定时要将绷带环形缠绕，夹板可能会随着绷带缠绕发生位置移动而失去固定效果，因此需加以注意。另外，绷带环形缠绕在骨折断端势必会产生一个扭转应力，对于骨折不稳定者，可在骨折断端产生旋转，引起复位丢失。为避免这种现象的发生，在缠绕绷带固定时，助手应在夹板的两端上下对向按住夹板，待完成固定后再松手，即可避免夹板位置移动，也可保证骨折复位后位置的稳定。医生缠绕绷带时要将绷带平整铺开并保持稳定的拉力，均匀地缠绕固定，绷带最好呈叠瓦式固定，既美观又牢固。

固定期间要保证夹板的固定松紧度，一般以夹板下方可插进一个压舌板为宜。首次固定后3天即要复查拍片，之后7天左右复查1次，不可过久，以免骨折局部消肿，夹板松动引起骨折的再移位，尤其在骨折固定后的前3周一定要特别注意。每次复查时不必完全拆掉绷带，可在原有外固定的表面继续用绷带缠绕加紧固定即可。

（五）关于练功注意事项

骨折固定后要将前臂以颈腕吊带放置于胸前，拇指向上，掌心朝向胸前。骨折固定后即开始肢体功能锻炼，此时以练习手指屈伸活动为宜，同时以健肢托举患肢适当地进行肩肘活动，幅度可逐渐增大。练功时要避免前臂旋转，避免前后甩动患肢，以免出现骨折再移位。

骨折愈合后拆除夹板即可进行腕关节屈伸和前臂旋转练习，练功需按照循序渐进的原则，不要急于求成。患肢可以采用双手合十法、手掌撑地下压法练习腕背伸活动。腕背伸相对容易练习，但掌屈活动容易被忽视，练功时一定要注意。前臂练习旋转时，要双肘紧贴胸壁两侧，屈肘90°练习，这样可避免肘关节翻动对前臂旋转活动的抵消，保证练功的效果。

医生可使用舒筋活络的手法进行腕关节治疗以松解粘连的软组织。在给予轻微牵引力的情况下，点、按、揉腕关节周围痛点，同时被动环转活动腕关节并配合屈伸动作（图6-9-13）。手法禁忌暴力，以达到患者可承受最大疼痛的活动范围为度。

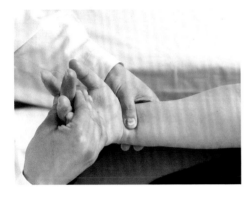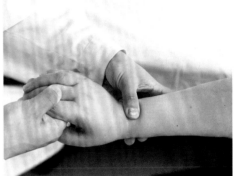

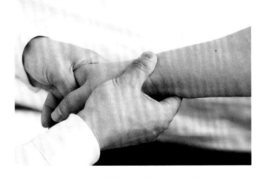

图6-9-13　腕关节舒筋活络手法

第十节　腕舟骨骨折

一、概述 ■■■

　　腕舟骨骨折是腕部最常见的骨折，也是比较容易漏诊的骨折，多为间接暴力损伤，腕关节极度背伸同时伴有桡偏，桡骨茎突挤压腕舟骨形成局部剪切力而发生骨折。中青年居多，老年人少见，儿童罕见。有时在受伤初期X线片显示骨折线不明显，容易造成漏诊。腕舟骨的血液供应较差，发生骨折不愈合、缺血性坏死的概率较高。

二、诊断标准与骨折分型 ▄▄▄

（一）诊断标准

根据国家中医药管理局颁布的《中医病证诊断疗效标准》中腕舟骨骨折的诊断标准：有外伤史，多为间接暴力造成；腕部肿胀，以鼻烟窝部明显，压痛明显，拇指外展并沿拇指纵轴向腕部叩击时疼痛加剧，腕关节功能受限；X线摄片检查可确定骨折类型及移位情况，疑似骨折者可在10～14天后再次摄片以明确诊断。

（二）骨折分型

1.按骨折部位可分为结节部骨折、腰部骨折、近端骨折（图6-10-1）。

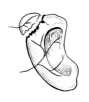 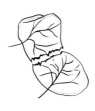 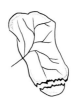

①结节部骨折　　②腰部骨折　　③近端骨折

图6-10-1　腕舟骨骨折分类

（1）结节部骨折，因有关节囊及韧带附着多为撕脱骨折，结节处有血管进入供应远侧1/3～1/4的舟骨，鲜有不愈合。

（2）腰部骨折，最常见，滋养血管由腰部进入骨体供应近侧2/3～3/4的舟骨，如骨折位于腰部偏近侧，愈合需要时间较长，且有30%的骨折不愈合。

（3）近端骨折，由腰部进入骨体的血管断裂，舟骨近端无血液供应，常发生骨折不愈合及缺血性坏死。

2.按骨折稳定程度可分为稳定骨折、不稳定骨折。

（1）稳定骨折，无移位或仅有侧方移位且移位＜1mm者。

（2）不稳定骨折，包括侧方移位＞1mm，远折端向背侧或桡侧移位，或合并其他腕骨骨折、脱位，如舟骨近侧1/3骨折、斜形或粉碎骨折、有蝶形骨块的骨折等。

3.按受伤时间可分为新鲜骨折、陈旧骨折。

（1）新鲜骨折，指受伤3周之内的骨折。

（2）陈旧骨折，指受伤时间3周以上的骨折。腕舟骨陈旧骨折不愈合概率相对较高。

三、治疗 ■■■

多数腕舟骨骨折无明显移位。无移位骨折直接以硬纸夹板固定。有移位骨折须行手法整复。

（一）固定材料

采用腕桡侧"U"形板固定。

"U"形板的制作：硬纸夹板由4~6层纸板折叠而成，根据患肢的长度剪成长方形，规格为15cm×10cm。使硬纸夹板的近端达前臂下1/3，远端至掌横纹处、拇指掌指关节。将硬纸夹板近端的两个直角处修剪成圆弧状，夹板的远端两边角斜形剪去，在夹板边缘剪出斜口，长0.5cm，间隔2cm，表面浸湿后弯曲成"U"形备用（图6-10-2）。

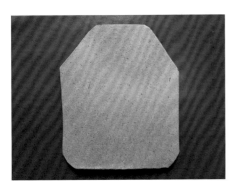
①夹板正面观

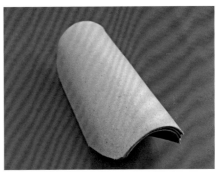
②弯曲成"U"形

图6-10-2　腕舟骨骨折"U"形板

（二）手法复位

依据受伤机制，分析X线片骨折移位方向（常见移位方向为远折端外旋、向背侧移位），逆损伤机制复位。具体方法如下：患者取坐位，前臂旋前位，助手双手握患者前臂远端，医生双手握患者手掌，稍加牵引，用一手拇指按压患者腕舟骨远折端的背桡侧向掌尺侧用力，同时另一手将腕关节掌屈内旋，即可完成复位（图6-10-3）。复位后使腕部保持适度尺偏位。

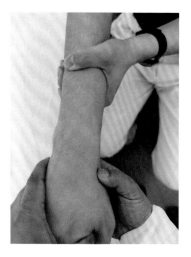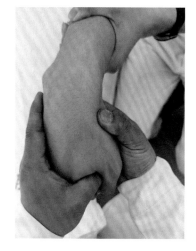

①稍加牵引　　　　　　　　　②拇指按压，屈腕内旋

图6-10-3　腕舟骨骨折整复手法

（三）骨折固定

骨折复位后，由助手保持腕关节伸直尺偏位、拇指对掌位，在鼻烟窝处（相当于舟骨结节）放置一薄棉压垫。医生在患肢前臂下段及腕部内衬绷带，然后在患腕尺偏位放置内衬厚棉垫的"U"形硬纸夹板，纸板中线置于患腕桡侧，纸板两缘向尺侧包裹而不许纸板两侧边缘互相接触，应留有3～5cm间隙。最后在夹板的外面均匀缠绕绷带固定（图6-10-4）。

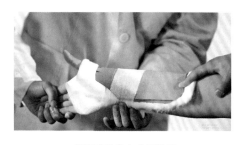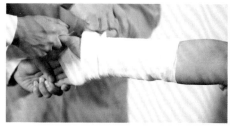

①固定体位与夹板放置　　　　　　　　②固定后外观

图6-10-4　腕舟骨骨折"U"形夹板固定

硬纸夹板固定后，将前臂置于中立位，屈肘90°，颈腕吊带胸前位悬吊。定期拍片复查，调节硬纸夹板的松紧，根据X线片骨折愈合情况，酌情拆除硬纸夹板。腕舟骨结节部骨折固定4～6周，腰部和近端骨折固定8～12周。

（四）功能锻炼

硬纸夹板固定后即可做手指的屈伸活动和肩、肘关节的活动，如小云手，但禁忌做腕桡偏、背伸动作。骨折愈合解除固定后，可以在护腕保护下，做握拳及腕部的主动屈伸、环转和前臂的旋转活动。

四、典型病例 ■■■

 病例

患者，男性，55岁，因"摔伤致左腕疼痛、活动受限3小时"于2008年8月22日13时来我院急诊就诊。查体：左腕部肿胀，背桡侧明显，鼻烟窝消失，腕关节背桡侧、鼻烟窝压痛（+），腕关节屈伸受限，第2、3掌骨叩击传导痛（+）。X线片示左腕舟骨腰部横形骨折，远折端轻度外旋（图6-10-5）。

诊断：左腕舟骨骨折。

治疗方法：患者取坐位，前臂旋前位，助手双手握患者前臂远端，医生双手握患者手掌，稍加牵引，医生一手拇指按压患者腕舟骨远折端的背桡侧向掌尺侧用力，同时掌屈、内旋腕关节进行复位。复位成功后腕部保持适度尺偏，予以"U"形夹板固定保持腕关节尺偏位。屈肘90°，前臂中立位，颈腕吊带胸前位悬吊。固定后检查患者手指活动，皮肤感觉、末梢血运正常。整复后拍片示骨折复位良好。根据骨折三期用药原则，早期活血化瘀，消肿止痛；中期和营生新，接骨续筋；后期补肝肾、强筋骨、养气血，给予相应中药口服。嘱患者日常行手指屈伸及肩肘活动。1周复查1次，调节外固定松紧，固定2周后改为每2周复查1次。分别于伤后2周、4周、8周、12周拍片复查。固定12周拍片显示骨折线模糊（图6-10-6），局部压痛消失，拆除外固定，行腕关节功能锻炼。伤后1年复查，腕关节无疼痛，功能恢复良好，X线片示无骨坏死（图6-10-7）。

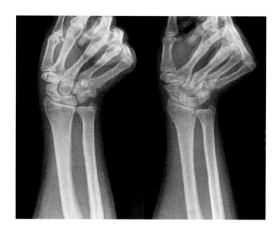

图6-10-5 伤后腕关节尺偏正位和舟骨斜位X线片

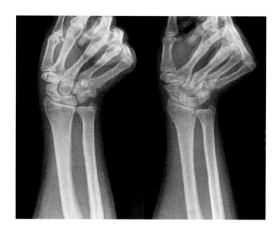

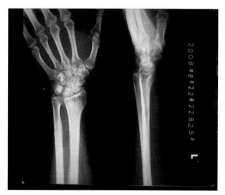

图6-10-6 固定12周，骨折愈合

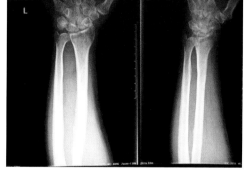

图6-10-7 骨折1年后复查，腕舟骨无坏死

五、专家点评 ■■■■

（一）关于诊断和鉴别诊断

1.临床中腕舟骨骨折的漏诊并不少见，主要原因是对该疾病的认识不足，尤其是早期骨折线不明显者更易漏诊，临床诊治时需格外注意。

（1）腕舟骨骨折查体要点：腕关节背桡侧肿胀，鼻烟窝消失，腕关节背桡侧、鼻烟窝压痛明显，第2、3掌骨叩击传导痛阳性，腕关节屈伸受限，以背伸为著，Watson试验阳性（图6-10-8）。Watson试验阳性操作方法为一手固定患者前臂远端，另一手拇指紧压舟状骨结节，将腕尺侧屈，并使其内旋，使舟

骨抗外力向下屈，如舟、月骨有分离，舟骨向背侧半脱位，出现响声及疼痛者为阳性。诊断时非必须做此试验，以免导致骨折移位。

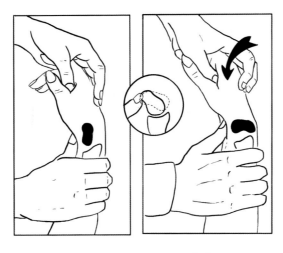

图6-10-8　Watson试验

（2）腕关节急性创伤患者，查体只要发现腕舟骨三个面（背、桡、掌）其中任意一面存在压痛，均应拍摄腕关节侧位、尺偏正位、斜位片。若当时腕关节X线片未见异常，而疼痛、功能受限明显，结合受伤机制，怀疑骨折者，应暂时按腕舟骨骨折处理予以外固定，并尽快行CT检查以明确诊断，如无CT检查条件可在伤后10～14天内再摄X线片，由于骨折断端吸收，骨折线可清晰可见。MRI检查对于诊断舟骨骨折并不比CT更敏感，所以一般不作为首选的检查手段，只有在可能合并其他韧带损伤的情况下才有一定的意义。但MRI检查对于缺血性坏死的早期诊断有较大价值。

（3）个别桡骨远端骨折可合并腕舟骨骨折，查体时要仔细，阅片时观察要全面，不可因为桡骨远端骨折的明显移位和患者腕部疼痛畸形等症状而掩盖对腕舟骨骨折的诊断。如发现鼻烟窝有压痛者应加拍腕关节尺偏正位及斜位片予以确诊。

2.阅读X线片时如发现骨折迹象，还应判断骨折的时间，以鉴别骨折是新伤抑或陈旧。新伤者鼻烟窝处压痛明显，陈旧者压痛较轻。陈旧性骨折的影像学特点也较为明显，如骨折块之间间隙的宽度及形状类似其他腕骨间隙；间隙下的骨质有硬化的表现；骨折块的边缘不锐利，且骨折周围有退行性改变；骨折块有囊性变；部分并发缺血性坏死者骨折块密度可增高。

3.陈旧性腕舟骨骨折还需与先天性双舟骨（二分舟骨）相鉴别。先天性双舟骨在临床上少见，X线片表现为两块骨之间界线清楚、整齐、光滑，无致密性坏死或边缘不整齐的现象。可拍摄健侧腕关节X线片作为对照。

（二）关于治疗方法选择

1.新鲜腕舟骨骨折应首选手法复位，硬纸夹板外固定治疗。

2.出现以下情况者应行切开复位螺钉内固定术：不稳定型骨折、移位较大者；陈旧性骨折，骨折线已有吸收者，或骨折块已有轻度囊性变或轻度硬化者；腕舟骨近端骨折预后不愈合概率较大者。

3.对于骨折不愈合或发生缺血性坏死者，可根据患者的年龄、工作性质、患者对腕部功能的要求、腕关节存留的活动度等情况，综合评估后采取不同的治疗方法。对于年轻患者，腕关节功能要求较高者应手术治疗。对于老年患者，腕关节活动尚可，平日对腕部活动和力量的要求不高者，可行保守治疗，如理疗、中药外治，以改善腕部的症状，即使骨折不愈合或遗留轻度的疼痛不适，但对腕关节功能影响不大。

（三）关于手法复位

腕舟骨骨折块的移位程度一般不大，较常见的是断端分离移位和轻度外旋、背侧移位。手法复位时，要将前臂位于轻度旋前位，在牵引下将腕关节尺偏、内旋、掌屈，同时用拇指向掌尺侧按压移位的骨折远端，即可复位。注意腕舟骨骨折整复区别于桡骨远端骨折，着力点在腕关节而非桡骨远端，且牵引力量不需过大，也不用折顶手法。

（四）关于骨折外固定

虽然绝大多数腕舟骨骨折复位后都可固定在腕伸直尺偏位，以避免来自桡骨茎突的压力，但有的则需要固定在桡偏位，应具体分析X线片所示骨折线的走行方向来选择固定在腕尺偏位还是桡偏位，不可过于机械。如果骨折线从桡侧近端斜向尺侧远端，应将腕固定在尺偏位；如骨折线从桡侧远端斜向尺侧近端，则将腕固定在桡偏位。总之，固定后应尽量使骨折线垂直于前臂纵轴，以增加骨折间隙的压力，避免断端存在剪式应力影响骨折愈合。横形骨折一般可固定在尺偏位。如骨折愈合过程中出现断端分离趋势，可考虑改为桡偏位或中立位。

我院传统的"U"形夹板固定腕舟骨骨折较石膏等固定有很大优势，能很好地维持腕关节尺偏位固定，而且固定范围较短，不影响五指的屈伸功能活动，但仅限于需要尺偏位固定者，如需要采用桡偏位固定时，不宜使用，可采用石膏等外固定器具。

（五）关于骨折的并发症

1.骨折不愈合、骨折块缺血性坏死较为常见。在骨折治疗中要做到早诊断、早制动、早用药、定期拍片复查，根据骨折愈合情况，调整固定时间的长短。固定时要避免骨折断端不利骨折愈合的剪力的出现。

2.腕部的功能障碍。腕舟骨骨折因为愈合较慢，拆除硬纸夹板后要配合手法按摩和中药熏洗，并主动活动患腕以改善腕部的功能，一般来讲腕关节活动通过练功均能达到满意的功能。

（六）关于预后

腕舟骨骨折发生在结节部位者预后较好，很少发生不愈合。但腰部及近端骨折，愈合常较困难，固定时间相应延长，腕部可因长期固定而产生肌腱、韧带等软组织的粘连，而引起腕关节屈伸活动障碍。有的骨折不愈合可导致近侧骨折块发生缺血性坏死。腕舟骨跨越了远近两排腕骨，暴力较大时通常合并腕关节脱位（如经舟骨、月骨周围脱位），即使无腕关节脱位，骨折一旦出现移位，表明周围韧带极可能也有相应损伤，腕关节处于失稳态势，后期可出现软组织粘连、关节僵硬、创伤性关节炎，治疗早期应有充分预估。

第十一节　掌骨干骨折

一、概述 ■■■

掌骨干骨折是临床上较为常见的手部骨折，在手外伤中约占30%，多见于成人，儿童较少见，男多于女。第1～5掌骨均可发生掌骨干骨折，其中第3、4、5掌骨多见，直接暴力和间接暴力均可造成骨折，可为单根骨折或多根骨折。早期良好复位和可靠的固定对恢复手部功能极为重要，如处理不当可造成手功能障碍甚至残疾，影响患者的工作和生活质量。

二、诊断标准与骨折分型 ■■■

（一）诊断标准

根据国家中医药管理局颁布的《中医病证诊断疗效标准》中掌骨干骨折的诊断标准：有外伤史，局部疼痛、肿胀、成角，严重者手背可见明显隆起畸形，有明显压痛，可触及骨擦感，纵向挤压或叩击该掌骨的掌骨头则疼痛加剧。掌指关节屈伸功能障碍。如有重叠移位，则该掌骨短缩，可见掌骨头凹陷，握拳时尤为明显。X线摄片检查可确定骨折部位和移位方向。

（二）骨折分型

1.横形骨折 本型骨折多为直接暴力所致，如打击或挤压伤等，骨折后常出现成角、侧方移位，侧方完全移位者可出现重叠移位，一般不会出现旋转移位。

2.螺旋形或斜形骨折 本型骨折多为扭转或间接传导暴力所致，骨折除成角、侧方移位，常会出现短缩和旋转移位，在骨折治疗时要重视并妥善处理。

3.粉碎性骨折 本型骨折为直接暴力所致，多为打击或砸伤，骨折后因骨间肌及屈指肌腱的牵拉，骨折可有一定程度背侧成角、侧方移位及重叠移位，一般移位程度不重，但软组织损伤程度较重。

三、治疗 ■■■

无移位的掌骨干骨折，夹板固定4周即可，有移位者须手法整复后硬纸夹板外固定。

（一）固定材料

采用掌背侧夹板固定，或"U"形夹板固定。

1.掌背侧夹板制备（适用于第2、3、4掌骨干骨折） 硬纸夹板由4～6层纸板折叠而成，根据患肢手掌的大小剪成长方形，规格为10cm×8cm。掌背侧硬纸夹板的远端应超过掌指关节，近端达腕关节，夹板的宽度为第2掌骨桡侧缘至第5掌骨尺侧缘的宽度。硬纸夹板的四个直角处修剪成圆弧状，掌侧夹板接触大鱼际处，剪成内凹的圆弧状，在夹板边缘剪出斜口，长0.5cm，间隔1cm，夹板表面浸湿备用（图6-11-1）。

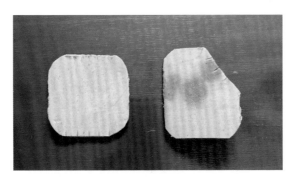

图6-11-1 掌骨干的掌、背侧夹板

2."U"形板制备（适用于第1或第5掌骨干骨折） "U"形硬纸夹板由4～6层纸板折叠而成，根据患手的大小剪成长方形，规格为10cm×12cm，硬纸夹板的四个直角处修剪成圆弧状，在夹板边缘剪出斜口，长0.5cm，间隔1cm，表面浸湿后略弯曲成"U"形（图6-11-2）。"U"形硬纸夹板的近端超腕关节、远端至掌骨头，宽度以夹板弯曲成弧形后，夹板边缘可抵达第3掌骨为度。

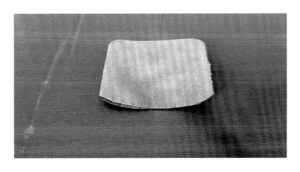

图6-11-2 掌骨干骨折"U"形板

（二）手法整复

1.总原则 背侧成角的骨折最常见。在牵引下将成角的骨折端推按平复即可。斜形、螺旋形骨折向侧方移位者，在牵引下采用推按归挤及分骨手法，使折端靠近即可，同时纠正短缩及旋转。

2.具体方法 患者取坐位，前臂旋前位，助手握持患肢前臂远端，医生一手牵引患指，另一手施行手法。先拔伸牵引，矫正骨折断端间的重叠移位，同时旋转手指带动远折端矫正旋转移位，然后向掌侧按压骨折端以矫正向背侧突起成角，最后用食指和拇指在骨折的两旁行分骨挤压，矫正侧方移位（图6-11-3）。

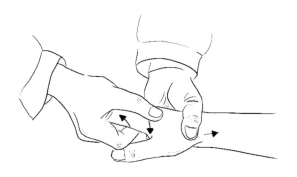

图6-11-3 掌骨干骨折手法整复

（三）骨折固定

一般第2~4掌骨干骨折采用掌背侧两块纸夹板固定，第1、第5掌骨干骨折采用"U"形夹板固定，一部分不稳定的斜形或螺旋形骨折可采用患手握拳功能位固定。

硬纸夹板的安放：

（1）第2~4掌骨干骨折短斜形或横形骨折：先在手掌背侧骨折端两侧各放一分骨垫，如骨折端向背侧成角，则在背侧放一小长方形棉压垫，掌心放置一塔形棉垫。然后在手掌缠绕绷带，均匀松松地包扎绷带2~3层，再将内衬棉垫的两块纸夹板分别放于掌、背侧，再在夹板的外面经虎口区均匀缠绕绷带进行固定。在虎口处可垫一薄棉垫，以免绷带缠绕经过时压迫皮肤（图6-11-4）。

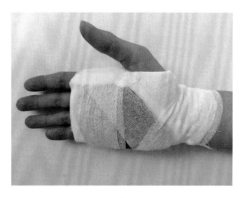

①夹板固定掌侧

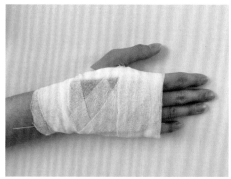

②夹板固定背侧

图6-11-4 掌骨干骨折掌背侧夹板固定

（2）第1、第5掌骨干骨折：在骨折成角处放置小长方形棉压垫。然后在手掌缠绕绷带，均匀松松地包扎绷带2~3层，将"U"形硬纸夹板附于患手尺侧（第5掌骨干骨折）或桡侧（第1掌骨干骨折），纸板中线置于患手尺侧或桡侧，纸板两缘向对侧包裹抵达第3掌骨干水平。最后在硬纸夹板的外面均匀缠绕绷带（图6-11-5）。

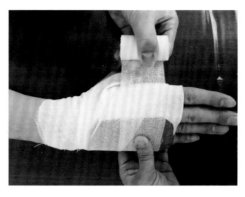

①夹板放置

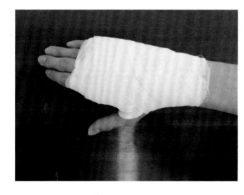

②固定完成背面

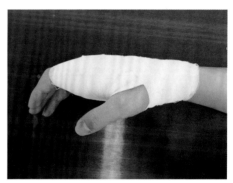

③固定完成侧面

图6-11-5　第5掌骨干骨折"U"形夹板外固定

（3）对于第2~5掌骨斜形或螺旋形骨折，尤其向掌侧成角或有旋转移位者，可采用握拳功能位固定（图6-11-6）。骨折复位后将1卷三列或四列绷带置于掌心让患者握紧，手指并拢，在各手指缝间放置薄棉防止因汗渍长期浸泡造成指间皮肤溃烂，分别在虎口、第1掌骨桡侧、第5掌骨尺侧、腕部以及掌指关节、指间关节、指尖等骨突部位垫薄棉防止压疮，再均匀地缠绕绷带将手掌、除拇指外的其余手指同时固定于握拳位。受伤掌骨的手指应与邻近手指一同固定，以控制骨折远端不发生旋转。第2掌骨骨折应至少固定第2、3指，第

133

5掌骨骨折应至少固定第4、5指，第3掌骨骨折应固定第2、3、4指，第4掌骨骨折应固定第3、4、5指。抓握的绷带可根据固定的范围和手掌大小选择适当规格及直径，成人用整卷绷带，儿童用半卷或2/3卷绷带。

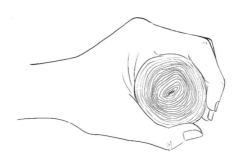

图6-11-6 握拳功能位外固定

骨折固定后，前臂置于中立位，屈肘90°，颈腕吊带悬吊于胸前。稳定型骨折1周复查1次，不稳定型骨折3~5天复查1次，复查时主要查看外固定是否发生松动，不要拆除夹板，在原绷带外面另缠绕绷带加紧固定即可。固定4~6周后，根据局部体征、X线片骨折愈合情况，酌情拆除外固定，儿童一般固定3周即可。握拳位固定者，在固定3周左右后即可改为掌指关节伸直位固定，酌情选用掌背侧板或"U"形板固定，直至骨折愈合。

（四）关于功能锻炼

骨折固定后，即可开始进行腕手、肩、肘关节活动。有移位的掌骨干骨折不能做用力伸指、握拳及腕关节活动。一般4~6周骨折临床愈合后，可解除外固定，逐步加强手指和腕关节的功能锻炼活动，功能锻炼循序渐进，以主动活动为主，被动活动为辅，不可暴力扳拉矫正僵硬的关节。

四、典型病例 ▪▪▪

病例

　　王某，男性，39岁。主诉"右手外伤后肿痛、活动受限2天"。查体：右手背侧肿胀，第2掌骨干中段明显压痛，可触及骨擦感和异常活动，右第2指掌指关节屈伸活动受限，余指关节活动正常，右手皮肤感觉正常，桡动脉搏动正常。右手正斜位X线片显示：右第2掌骨干中段横形骨折，断端重叠移位约0.5cm，骨折断端向桡、掌侧成角，远折端向掌桡侧移位（图6-11-7）。

诊断：右第2掌骨干中段骨折。

治疗方法：助手握持前臂，医生一手握住患指顺势牵引1分钟左右，矫正骨折断端间的重叠移位；另一手拇、食指捏住骨折远端，向尺背侧按压以矫正成角畸形和骨折断端的侧方移位；最后用食指和拇指在骨折的两旁行分骨挤压进一步纠正骨折断端之间残余的侧方移位。复位完成后，由助手协助保持对第2指的牵引，先在手背侧第2、3掌骨间放一分骨垫，并在骨折远折端的桡侧和掌侧，近折端的背侧各放一小棉压垫以胶条固定。然后在患手缠绕绷带，均匀松松地包扎绷带2～3层，再将内衬棉垫的两块硬纸夹板分别放于掌、背侧，掌背侧硬纸夹板的远端略超过掌指关节，近端达腕关节。在夹板的外面经虎口区均匀缠绕绷带，要将夹板的两端都包埋在绷带内。在虎口处垫一棉垫，以免绷带缠绕经过时压迫皮肤。固定后以颈腕吊带将患手悬吊于胸前。检查患者手指活动，皮肤感觉、末梢血运正常。拍右手正斜位X线片复查骨折解剖复位（图6-11-8）。

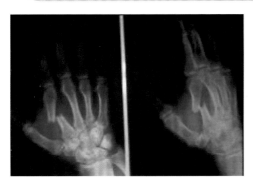

图6-11-7　右手第2掌骨干骨折复位前

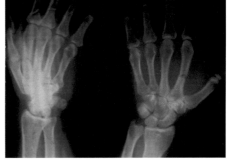

图6-11-8　右手第2掌骨干骨折解剖复位

复位固定后内服药按骨折三期辨证治疗。3天后复查，骨折对位良好。以后每周门诊复查1次，调整绷带外固定的松紧度，复查时如发现外固定松动，在原绷带外面再加绷带缠绕，加压绑缚。每隔2周拍片复查1次。固定后即指导患者练习肩、肘、腕关节的屈伸活动，以及前臂主动肌肉收缩活动。6周后拆除硬纸夹板，练习掌指关节的屈伸活动，并配合中药熏洗以舒筋活络，滑利关节。12周后掌指关节屈伸活动基本恢复正常。

五、专家点评 ■■■

（一）治疗思路

要求早期准确复位，尽量达到解剖复位或近似解剖复位，尤其要注意不能有旋转畸形。开放性损伤必须早期清创，同时整复骨折并固定。掌骨闭合性骨折因其位置表浅，一般不难诊断及处理，多可采用手法整复外固定。对于开放性手部外伤，如机器绞压、砸伤、重物挤碾等，往往是复合性损伤，进行清创之前，应常规拍摄手部正、斜位X线片，以免遗漏骨折、脱位及异物残留。清创前检查手指有无主动活动及皮肤感觉情况，初步评估有无合并肌腱断裂及神经损伤。清创时仔细探查并做相应处理。伤后24小时内注射破伤风抗毒素血清。

（二）关于影像学诊断

第1掌骨骨折，X线检查应拍摄拇指正侧位片，因一般手部正位片拇指和第1掌骨是倾斜的。而第2~5掌骨骨折应拍手部正斜位X线片，因第2~5掌骨于侧位片中相互重叠，观察较困难，故临床上以手部斜位片代替侧位片观察骨折的移位情况。需要注意的是放射学中手部斜位分为掌上斜位和掌下斜位，掌下斜位用于观察1~3掌骨，第4、5掌骨重叠，当第4、5掌骨骨折时从放射学角度来讲要拍掌上斜位，但从临床出发，掌下斜位虽然第4、5掌骨有重叠却能更好地观察骨折成角移位程度，故仍应拍摄掌下斜位。

（三）关于手法复位要点及注意事项

横断骨折者，多数向背侧成角，主要通过按压法矫正骨折断端的背侧成角畸形，较易复位（图6-11-9）。

斜形和螺旋形骨折者，要充分拔伸牵引，矫正骨折断端的短缩畸形，同时旋转远折端矫正旋转移位，再以捺正的手法矫正侧方移位（图6-11-10），整复时要充分重视骨折旋转移位的处理。

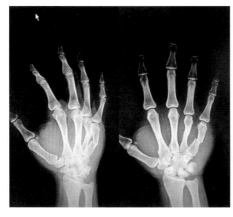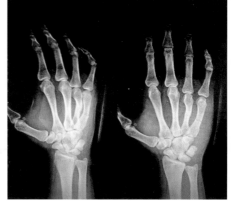

①骨折复位前　　　　　　　　　　②骨折复位后

图6-11-9　第5掌骨中段横断骨折，断端向背侧成角

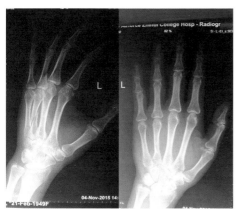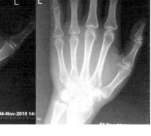

①骨折复位前　　　　　　　　　　②骨折复位后

图6-11-10　第4掌骨中段长斜形骨折，要注意骨折旋转移位纠正

　　掌骨干骨折轻度的短缩及侧方移位，对手的功能影响不大，一般可以接受，重点要避免遗留旋转移位。因掌指关节、指间关节最主要的功能是沿冠状轴做屈伸活动，而无法做旋转活动，当掌骨干发生旋转时，手指的运动轨迹将会发生变化，而且越到末端越显著，掌骨干骨折旋转畸形超过3°以上，握拳时就会出现手指末端相互挤压或交叉，旋转角度越大影响越大。在临床中容易忽略对骨折旋转移位的矫正，尤其是在多发骨折的治疗中，失去了正常手指作为参照物，在骨折中后期才发现手指旋转畸形，严重影响患者手部功能。因此，要求医生在骨折复位前认真阅片，应注意有无旋转畸形存在；整复后应及时拍摄

X线片检查。判断有无旋转畸形的方法：指伸直时，指甲平面要互相平行；屈指时，各指尖应对准舟骨结节，各指不能互相交叉（图6-11-11）。

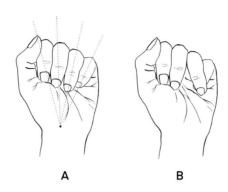

A   B

①握拳时各指尖应对指向舟骨结节 ②骨折发生旋转移位，握拳时第4、5指相互交叉

图6-11-11　握拳体位对掌骨是否存在旋转的判断

闭合性骨折在手法复位时可能会出现伸指肌腱卡压的情况，整复后应及时检查，方法为复位后医生拇、食指固定骨折断端，做伤指掌指关节被动屈曲，如可做屈曲表明无肌腱卡压，相反则考虑伸指肌腱被骨折断端挤压，须重新整复，解除肌腱卡压，如不成功则应手术切开探查并予以复位内固定。

第4、5掌骨干允许有轻度的成角，而第2、3掌骨因没有屈伸活动的代偿，在固定期间如出现成角，应予及时矫正，以按压手法即可。

（四）关于骨折的固定

硬纸夹板外固定时掌背侧硬纸夹板的远端应超过掌指关节，近端达腕关节，这样可以控制掌骨干旋转，如骨折稳定性差，可用胶布将掌骨的手指与邻近手指一并固定以加强稳定。对于斜形、螺旋形的不稳定骨折和侧方移位明显的横形骨折，可加用分骨垫，但分骨垫不宜过厚过硬，以免形成压疮。掌心塔形棉垫的运用可以避免手掌与掌侧夹板之间留有空隙，保持固定紧密，同时维持掌弓形态。固定后检查手指血运，避免因夹板过紧压迫而引起的末梢血运障碍。

对于一部分第2～5掌骨斜形或螺旋形不稳定型骨折，有旋转移位或旋转移位趋势，可采用握拳功能位固定，目的主要是控制骨折端的旋转，通过受伤掌骨的手指与邻近手指固定，达到最大程度保持折端的轴向稳定。固定时须注意患者握紧绷带，不要留有间隙，因疼痛不能握紧时在缠绕绷带过程中要将其固定紧，否则易松动，固定失效。缠绕绷带时应尽可能顺手指垂直方向由近端向远端缠绕，减少非垂直方向的力对骨折端的干扰。注意对骨突部位的保护，防止压疮。此种固定方式对手部末梢血运存在一定影响，对骨突部位压迫比较明显，操作前应与患者充分沟通，说明可能会出现局部皮肤压疮，固定后仔细询问患者伤肢感觉情况，如有不适，需拆除重新固定。在固定2～3周后，骨折断端相对稳定，可改为掌指关节伸直位固定。对于皮肤条件差的患者慎重应用。

（五）关于功能锻炼

掌骨干骨折在固定期间不能做用力伸指、握拳活动，不稳定型骨折也应避免腕关节多维度活动，以免骨折移位。拆除外固定后可逐步进行手指屈伸练习，以及握力训练。练功过程中，可配合热敷、理疗、熏洗等方法，以达到滑利关节、松解粘连的目的。

（六）关于手术方法选择

掌骨干斜形骨折较易发生短缩及旋转畸形，尤以第2、3掌骨发生短缩及旋转的相对较多，而第4、5掌骨干骨折短缩较少。一般掌骨短缩小于2～3mm，对功能无明显影响。如短缩移位较大，或骨折断端粉碎明显，不易控制旋转移位的则需手术治疗。掌骨干多根骨折，错位明显而复位有困难或难于维持良好位置者，可采用切开复位，细钢针做髓内固定或微型解剖钢板内固定。

（七）关于骨折预后

掌骨干骨折鲜有不愈合，经过及时有效的复位、固定，以及后期正确的功能锻炼，多能达到满意疗效。单根的掌骨骨折，由于有其他掌骨的支撑，骨折移位一般较轻，而多根骨折则移位较甚，骨折稳定性差，且对骨间肌的损伤也比较严重，骨折愈合后手部的功能需要早期进行康复训练，重点是握力恢复。掌骨干骨折如处理不当，容易发生短缩、背侧成角、侧方移位或旋转畸形。短缩移位严重者，可使屈伸指肌腱及骨间肌张力失调，影响伸指功能。背侧成角者，轻者影响外观，重者也可影响骨间肌的张力。旋转畸形带来的功能障碍更明显，握拳时手指会发生交叉。

第十二节　掌骨颈骨折

一、概述 ■■■

掌骨颈骨折多由间接暴力或直接暴力所致，以握拳时掌骨头受到冲击的传达暴力所致者较为常见，多发生于打架或拳击运动中，故又名"拳击骨折"。第5掌骨因其易暴露和受打击，故最多见，第2、3掌骨次之。骨折后断端受骨间肌与蚓状肌的牵拉，向背侧突起成角，掌骨头向掌侧旋转。又因手背伸肌腱牵拉，以致近节指骨向背侧脱位，掌指关节过伸，手指越伸直，畸形越明显（图6-12-1）。

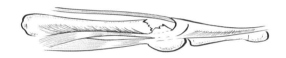

图6-12-1　掌骨颈骨折后的移位

二、诊断 ■■■

本病有明显的外伤史，局部疼痛、肿胀，可见掌骨头塌陷，握拳时尤为明显，压痛明显，常可触及骨擦音，掌指关节屈伸功能障碍。拍摄手部正斜位X线片可明确诊断。

三、治疗 ■■■

（一）手法整复

方法一：推顶法。患者端坐，医生立于患者前方，一手握患肢手掌，拇指顶压于骨折近段或骨折向背侧成角处，另一手握患者近节指骨部，将掌指关节屈至90°，使掌指关节侧副韧带处于紧张状态，近节指骨底托住掌骨头。然后一手将近节指骨沿纵轴向背侧推顶，同时用另一手拇指将掌骨干向掌侧按压，骨折即可复位（图6-12-2）。

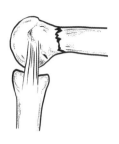

①推顶法示意图

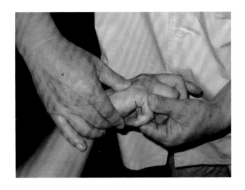

②推顶法操作

图6-12-2　掌骨颈骨折推顶手法复位

方法二：提按法。以右侧为例，患者取坐位或仰卧位，掌心向下，医生立于患者右侧，左手紧握患侧腕至掌近侧 1/2 范围向近侧拉，右手以第 3、4、5 指擦住患指向远背尺侧牵，同时以右手拇指指尖准确着力于骨折近断端背尺侧向掌桡侧压，以食指中节桡侧抵于患侧掌骨头掌侧并向背侧用力提，触摸掌骨颈处无成角突起感即可复位。

（二）骨折固定

目前我院主要采用两种固定方法：屈指位握拳固定法、伸指位夹板固定法。

1.屈指位握拳固定法　整复后，维持掌指关节和近节指间关节屈曲90°，用近节指骨基底托起掌屈的掌骨头。将一大小适宜的绷带卷置于手掌内的掌骨头处，患侧掌骨对应的手指和邻指屈曲其上，保持掌指关节和近侧指间关节屈曲90°，以绷带缠绕固定。固定完毕后，再一次沿近节指骨纵轴推顶，同时用拇指将掌骨干向掌侧按压，进一步矫正骨折断端的向背侧成角（图6-12-3）。

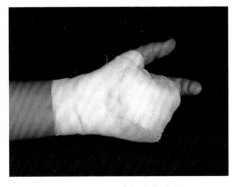

①握拳位掌侧

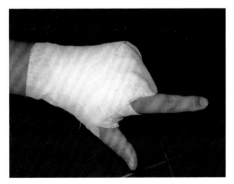

②握拳位背侧

图6-12-3　屈指位握拳固定

2.伸指位夹板固定法

（1）固定材料：采用掌、背侧两块硬纸夹板固定。将硬纸夹板折叠成4层，根据患肢手掌的大小剪成长方形，规格为10cm×8cm。掌背侧硬纸夹板的远端应超过掌指关节，近端达腕关节，夹板的宽度为第2掌骨桡侧缘至第5掌骨尺侧缘的宽度。硬纸夹板的四个的直角处修剪成圆弧状，掌侧夹板接触大鱼际处，剪成内凹的圆弧状，表面浸湿备用（图6-12-4）。

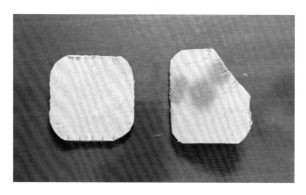

图6-12-4　掌骨颈骨折固定用硬纸夹板

（2）固定方法：以第5掌骨颈骨折为例，令一助手攥住患腕保持固定，另一助手攥住患侧小指向远侧适当用力牵引，保持骨折复位状态。医生先在手掌松松地缠绕绷带1～2圈，再将两块棉压垫分别垫于骨折断端的背尺侧、相应掌骨头掌侧，以胶布固定，手的掌背侧放置薄衬棉，再将两块硬纸夹板分别放于掌骨基底至手指中节中点范围的掌及背侧。夹板的尺侧边缘应能包压住第5掌骨尺侧，且两块硬纸夹板尺侧边缘间应留有1～2cm的空隙，最后以绷带固定（图6-12-5）。

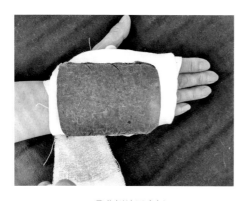
①背侧放置夹板

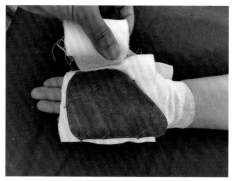
②掌侧放置夹板

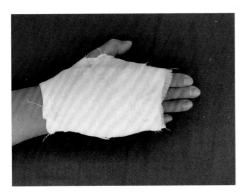
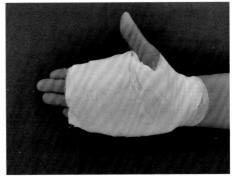

③固定后背侧观 　　　　　　　　　④固定后掌侧观

图6-12-5　伸指位夹板固定

固定后3天复查，查看夹板松紧度并做适当调整，以后每隔1~2周复查1次，并随着肿胀减轻、夹板松动程度适当加紧夹板。加紧夹板时，不要全部拆除，应先打开外面3~4层绷带，再另以新绷带在原来的绷带外面绑缚即可。固定4~6周后可拍片确认骨折临床愈合后，拆除外固定进行腕手功能锻炼。

（三）功能锻炼

骨折固定后，即可开始做肩、肘关节活动，不能做伸指活动。解除外固定后逐步加强手指和腕关节的功能锻炼活动，应以练习主动握拳和手指屈伸活动为主，禁止为尽快矫正暂时活动受限的关节功能做被动扳拉手指的动作，以免造成再骨折。

四、典型病例 ■■■

病例

闻某，男，30岁。主诉"右手外伤后肿痛、活动受限2天"。查体：右手背尺侧肿胀，第5掌骨颈明显压痛，可触及骨擦音和异常活动，右第5指掌指关节屈伸活动受限，余指关节活动正常，右手皮肤感觉正常，桡动脉搏动清。右手正侧位X线片显示：右第5掌骨颈骨折，掌骨头向掌侧旋转，骨折断端向背尺侧成角（图6-12-6）。

诊断：右第5掌骨颈骨折。

治疗方法：手法闭合复位掌背侧夹板外固定。助手握持前臂，医生一手握住患指向远端略做牵引，另一手拇指放在骨折处，向掌桡侧按压，听到声响后成角畸形即可矫正。触摸骨折处平复后进行硬纸夹板外固定。由助手协助保持对第5指的适当牵引，先在骨折部背、尺侧安放小棉压垫，用胶布固定。然后在患手掌背侧松松地均匀包扎绷带2~3层，再将内衬棉垫的两块长方形硬纸夹板分别放于掌侧、背侧，掌背侧硬纸夹板的远端达手指近节指间关节，近端抵掌骨基底部。在夹板的表面并经虎口区均匀缠绕绷带固定。可在虎口处垫一棉垫，以免绷带缠绕经过时压迫皮肤。固定后以颈腕吊带将患手悬吊胸前，拍右手正斜位X线片复查骨折解剖复位（图6-12-7）。

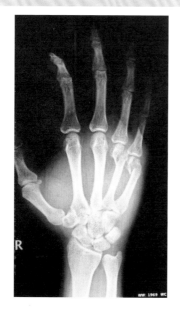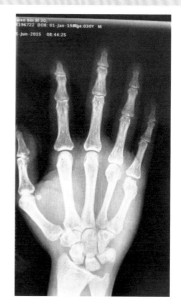

图6-12-6　第5掌骨颈骨折复位前

　　硬纸夹板外固定3天后在X线透视下复查，骨折对位良好。以后每周门诊复查1次，调整绷带外固定的松紧度，复查时如发现外固定松动，可不松解外固定物，在原有固定外另加绷带缠绕，加压绑缚。每隔2周拍片复查1次。骨折固定后即指导患者练习肩、肘、腕关节的屈伸活动，以及前臂主动肌肉收缩活动。5周拍X线片显示骨折愈合后，拆除外固定，练习掌指关节的屈伸活动，并配合中药熏洗以舒筋活络，滑利关节。10周后掌指关节屈伸活动基本恢复正常。

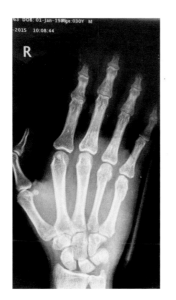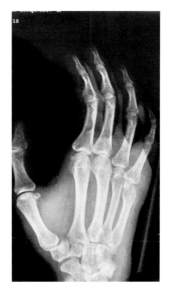

图6-12-7　第5掌骨颈骨折复位后

五、专家点评 ■■■

（一）关于骨折复位的要求

骨折后要求尽早复位，否则局部肿胀严重，不易触摸到骨端。复位要求尽量达到解剖复位或接近解剖复位，由于第4、5掌骨有20°～30°屈伸活动，所以掌骨颈部有轻度掌屈畸形，对手的功能影响不大，再加上掌骨颈整复后不易维持位置，所以该掌骨骨折后如果掌屈畸形不超过40°即可接受。但第2、3掌骨因没有屈伸活动，复位时必须达到解剖复位并进行可靠的固定，避免掌屈畸形发生，以免影响握物功能。掌骨颈骨折的复位不能遗留旋转畸形，否则握拳时就会出现手指末端相互挤压或交叉，这将严重影响手部的握持功能。开放性损伤必须早期清创，同时整复骨折并固定。握拳固定时，可将患指与邻指一起固定制动，可有效地防止骨折发生旋转畸形愈合。一般骨折固定3周后可酌情打开夹板，局部做理筋手法后再进行外固定，直到6周左右骨折愈合，拆除夹板开始活动。

（二）伸直位整复夹板外固定法骨折断端受力分析

整复固定时断端的受力分析　采取伸直掌指关节整复时由于侧副韧带紧张

存在牵拉掌骨头向掌侧旋转的外力，但这种力量与直接用手指向背侧顶掌骨头并压断端向掌侧的力量相比是微不足道的，因此只要施于断端的力足够强大，伸直第5掌指关节整复是可行的，但对患指略加牵引即可，没必要强力牵引。在伸直位固定操作过程中有如下几种外力对骨折断端有影响：①关节囊向近节指骨基底远端牵拉掌骨头的力。②侧副韧带对掌骨头的牵拉力随该韧带起止方向是斜向掌远侧的，它又可分解为向近节指骨基底远端的牵拉力及向掌侧垂直于掌骨纵轴的使掌骨头向掌侧旋转的牵拉力。③紧张的掌板形成向背侧顶托掌骨头的力，由于掌板近端附着点在掌骨颈掌侧，因此在伸直位牵拉紧张后，除有向指骨远端的牵拉力外，还有以掌板近端附着点为轴向背侧旋转掌骨头的力。④围绕断端的软组织在伸直位牵拉紧张时，形成密闭的"筒状"结构，起到"筋束骨"的作用。由于位于掌侧的软组织逐渐向伸直位牵拉，使其成为更加紧张的状态，位于背侧的软组织逐渐向伸直位牵拉，是从紧张变为松弛状态，因此在伸直位牵拉时位于掌侧的软组织的张力更大，对掌骨头向背侧的压力大于背侧的软组织对掌骨头向掌侧的压力。这样掌板向背侧顶托掌骨头的力、以掌板近端附着点为轴向背侧旋转掌骨头的力、位于掌侧的软组织对掌骨头向背侧的压力、断端周围软组织"筋束骨"的力等几种力共同对抗侧副韧带使掌骨头向掌侧旋转形成的一种力，使掌骨头不会向掌侧旋转。另外，固定操作过程中，医生与助手操作区域分开，互不干扰。

固定期间断端的受力分析　采用伸直位固定后可以控制断端不稳定因素，原因如下：①因为除掌侧软组织稍紧张外，其他软组织均处于松弛状态，断端周围软组织的张力基本保持平衡，不会影响断端稳定，伸直位固定使侧副韧带松弛，使之不会牵拉掌骨头向掌侧旋转，指伸肌腱及指背腱膜松弛也不会压迫掌骨头使之向掌侧旋转，同时压垫的效应力也不会受到周围软组织的干扰。②由于控制掌指关节使其不能屈曲，使伤肢处于与损伤时体位相反的位置，指背腱膜不会滑向掌指关节的远侧，骨间肌及蚓状肌便没有了向掌侧牵拉掌骨头的条件。

（三）关于骨折后期的功能锻炼

掌指关节固定超过6周将会使关节屈伸功能恢复受到极大影响，因此掌骨颈骨折在复位固定4周后可根据骨折愈合情况决定是否去掉外固定，如不能拆除，也要在复查时打开外固定应用手法进行适当的理筋治疗，然后重新予以外固定，这样可最大限度地缩短关节功能恢复的时间。骨折愈合拆除固定后要逐渐锻炼掌指关节的屈伸活动，可用握力圈等予以辅助，增强手部握力。练功过程中，宜配合热敷、理疗、熏洗等方法，加强滑利关节、松解粘连。

第十三节　Bennett骨折

一、概述 ■■■

　　Bennett骨折是发生在第1掌骨基底部的骨折合并第1腕掌关节的脱位或半脱位，在掌骨骨折的发生率中仅次于第5掌骨骨折。本骨折的复位比较容易，一般采用闭合复位，但是维持固定却比较困难，很容易再移位。

二、诊断 ■■■

　　本病有直接或间接暴力的外伤史；第1掌骨基底局部有瘀斑、肿胀、压痛、功能障碍，可触及骨擦音；X线显示骨的连续性破坏，骨折线通过第1腕掌关节面，而且骨折远端向桡背侧脱位或半脱位（图6-13-1）。依据外伤史、临床表现、查体及X线检查可明确诊断。

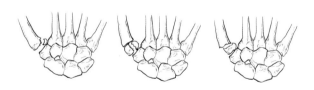

图6-13-1　Bennett骨折类型

三、治疗 ■■■

　　采用手法闭合复位蝶形硬纸夹板外固定。

（一）固定材料

　　蝶形硬纸夹板制备：将硬纸板折叠4层，大小约4.0cm×3.0cm，再修剪成蝶形，以水沾湿后备用（图6-13-2）。

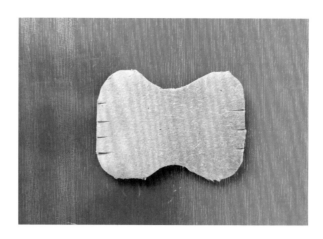

图6-13-2　蝶形硬纸夹板

（二）手法复位

患者端坐，助手辅助把持患肢前臂，医生一手握紧患指顺势向远端牵引并外展旋前患指，另一手在第1掌骨基底桡背侧向对侧压迫骨折成角即可复位。

（三）骨折固定

手法复位满意后，令助手维持牵引保持对位，在第1掌骨基底的桡背侧放置大小适中的棉花压垫，将蝶形纸板内衬棉花放在压垫上，用四列绷带缠绕固定第1腕掌关节于内收位，不固定腕关节（图6-13-3）。屈肘90°，用绷带把患肢前臂悬吊于胸前。复位后定期复查，拍摄X线片并适时调整固定松紧度，一般固定4～6周骨折愈合后即可拆除固定，进行功能锻炼。

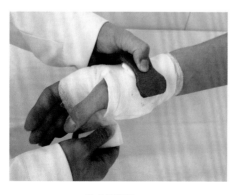
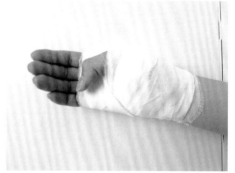

①夹板位置　　　　　　　　　②固定后外观

图6-13-3　Bennett骨折纸夹板固定

（四）功能锻炼

骨折固定后，即可开始做肩、肘、指间关节活动，不能做拇指掌指关节的屈伸指活动。骨折临床愈合后的功能锻炼主要以握拳、拇指外展、对掌的练习为主，练功要循序渐进，可配合手法、中药熏洗等方法。

四、典型病例 ■■■

 病例

余某，男，48岁，因"摔伤致右腕疼痛、活动受限2小时"于2017年3月6日来我院就诊。查体：右腕桡背侧肿胀、第1掌骨根部压痛明显，纵向挤压痛明显，可触及骨擦感，皮肤无破损，拇指活动受限，右手感觉、血运正常。X线片显示第1掌骨基底骨折，骨折线波及腕掌关节面，骨折远端向桡背侧部分脱位（图6-13-4）。

诊断：右第1掌骨基底部骨折脱位（Bennett骨折）。

治疗方法：患者端坐，助手辅助把持患肢前臂远端，医生一手握紧患指顺势向远端牵引并外展旋前患指，另一手以拇指在第1掌骨基底桡背侧向对侧按压骨折成角进行复位，触摸骨折断端平复后，令助手适当维持牵引，将拇指置于内收位，在第1掌骨基底的桡背侧放置大小适中的薄棉压垫，将蝶形纸板内衬棉花置于第1掌骨基底的背桡侧，最后以绷带缠绕固定第1掌骨于内收位。患肢屈肘90°，颈腕吊带悬吊于胸前。复查X线片：骨折对位对线良好，关节对应关系良好（图6-13-5）。

外固定后3日复诊，调整夹板松紧，以后每周复查1次，每隔2周拍片。固定6周左右根据骨折愈合情况，拆除外固定后指导患手功能锻炼。骨折后3个月复查，患手功能正常。

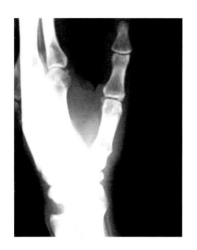
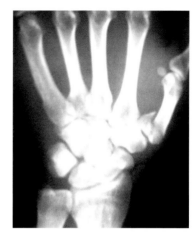

图6-13-4　右第1掌骨基底部骨折脱位

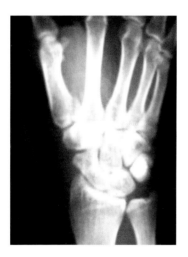
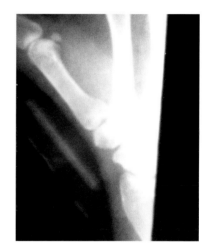

图6-13-5　Bennett骨折复位后

五、专家点评 ■■■

（一）关于骨折固定体位

由于Bennett骨折涉及拇指的腕掌关节面，治疗不当会导致关节的僵硬、畸形、功能障碍，而拇指又是手部功能活动的重要组成部分，所以会严重影响手的功能活动。本骨折的复位比较容易，一般采用闭合复位，但是固定却比较困难，很容易再移位。所以国内外学者都专注于骨折固定方法的研究。我院采用的硬纸夹板内收位固定治疗Bennett骨折打破了传统的外展位固定理念，充分利用硬纸夹板和压垫的局部加压作用，而且利用松弛拇收肌的作用，打破了导致骨折移位的杠杆力量，使得固定更加有效。该方法不限制腕关节和掌指关节，有利于后期手、腕功能的恢复。

（二）关于骨折鉴别诊断

诊断时要认真阅读X线片，要辨别单纯第1掌骨基底骨折与Bennett骨折的不同，后者伴有第1腕掌关节的脱位或半脱位，骨折相对不稳定，更加容易错位。手法复位及固定体位也有所不同。每次复查时要关注脱位的复位位置是否出现变化，及时处理。

（三）关于骨折固定

该骨折脱位复位比较容易，但是保持住复位，在外固定时需要注意以下情况。

1.要充分发挥棉花压垫的作用，厚薄合适，不宜过大，放置于第1腕掌关节凸起处，蝶形硬纸夹板不宜过大，长2~3cm，宽以能包绕大鱼际肌腹中部为宜。

2.夹板内衬棉花要略厚，保持拇指和第1掌骨在内收的位置进行固定，为防止绷带勒伤皮肤，要在绷带经过区域垫好薄棉垫，绷带平铺，呈叠瓦状固定。在缠绕绷带的过程要防止夹板旋转，医生要用一手固定夹板，从正反两个方向交替进行缠绕。

3.固定期间患者要进行指间关节、肘关节以及肩关节的活动，防止粘连。固定一定要稳固，定期复查，检查固定的松紧度，保证有效固定。每次复查时，仅需在原固定绷带表面另用绷带固定即可。

（四）关于骨折后的功能锻炼

骨折固定过程中以活动拇指远节指间关节及其他四指的屈伸活动为主。拆除外固定后，主要以第1腕掌关节的内收和外展、拇指对掌活动、拇指屈伸锻炼为主，以缓解疼痛、消除肿胀、预防并发症、改善关节功能。

第十四节　指骨骨折

一、概述 ■■■

指骨骨折是手部最常见的骨折，可发生于指骨近节、中节或末节，可单发或多发，多见于成人。指骨周围附着的肌肉、肌腱收缩牵拉，可影响骨折的移位。直接暴力和间接暴力均可造成指骨骨折，但指骨骨折多由直接暴力所致。如是直接外力作用多为横形或粉碎性骨折，扭转外力所致多为斜形或螺旋形骨折。

二、诊断与分型 ■■■

依据外伤史、临床表现、查体及X线检查可明确诊断。骨折分型主要依据骨折部位进行分型，有利于指导手法整复和外固定方式。

（一）近节指骨骨折

本病多由间接暴力所致，以骨干骨折较多见，因骨折近端受骨间肌、蚓状肌牵拉而屈向掌侧，骨折远端受止于中节指骨基底的伸指肌腱中央腱束的牵拉，致使骨折远端过伸，常造成骨折断端向掌侧成角畸形（图6-14-1）。

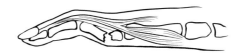

图6-14-1　近节指骨干骨折的移位方向

若指骨颈部骨折，由于受伸肌腱中央腱束的牵拉，远端可向背侧旋转达90°，使远端的背侧与近端的断面相对，而阻止骨折的整复（图6-14-2）。

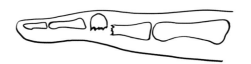

图6-14-2　近节指骨颈骨折的移位方向

（二）中节指骨骨折

中节指骨受直接暴力打击可引起横断骨折，受间接暴力可引起斜形或螺旋形骨折。由于骨折部位的不同，可发生不同的畸形。骨折部位若在指浅屈肌腱止点的近侧，如基底部的骨折，其远侧骨折端被指浅屈肌腱牵拉，骨折断端形成向背侧成角畸形。若骨折部位在指浅屈肌腱止点的远侧，如中节指骨颈部骨折，由于指浅屈肌腱的牵拉，使近侧骨折端向掌侧移位，形成掌侧成角畸形。

（三）末节指骨骨折

指骨末端粗隆及指骨干骨折，多因直接暴力所致，如被重物砸伤、挤压伤等，多为粉碎性骨折，部分骨折同时合并软组织裂伤。因局部无肌腱牵拉，骨折一般无明显移位。

末节指骨基底背侧撕脱是另一种类型的指骨骨折。此类骨折多由于手指伸直时，间接暴力作用于指端，使末节指骨突然屈曲，由于伸指肌腱的牵拉，末节指骨基底背侧可发生撕脱骨折。如在接球时，指端被球撞击所致。骨折后末节手指屈曲，呈典型的锤状指畸形（图6-14-3）。

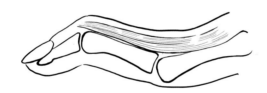

图6-14-3　末节指骨基底背侧撕脱骨折后的锤状指畸形

另外，末节指骨基底横断骨折后，向背侧成角严重者，骨折远折端向背侧移位，挤压作用力使指甲近端与甲床分离，除甲根翘出甲后皱襞以外，同时甲床也可发生裂伤。

三、治疗 ■■■

（一）手法复位

1.近节指骨骨折　患者取坐位，患手向上。医生用一手拇指和食指捏住骨折的近端固定患指。另一手的拇指和食指拿住近节指骨的远端。将患指进行拔伸牵引，以矫正骨折的重叠移位。然后医生用固定近折端之手的拇指和食指，分别捏住骨折处的内、外侧进行挤捏以矫正侧方移位。再将远端逐渐掌屈，同时以握近端之拇指将骨折近端向背侧推顶，以矫正向掌侧成角畸形。指骨颈骨折整复时，应加大畸形，用反折手法，先将骨折远端呈90°向背侧牵引，然后迅速屈曲手指，同时医生用拇指将骨折近端由掌侧顶向背侧，使骨折复位（图6-14-4）。

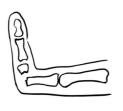 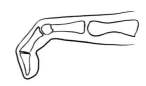

①顺势牵引加大畸形　　　　　　②屈指推顶

图6-14-4　近节指骨骨折手法复位

2.中节指骨骨折　整复时，医生一手拇指和食指捏住骨折近端固定患指，用另一手拇、食指扣住患指末节，先拔伸牵引，然后用该手的拇指和食指捏住骨折处的内、外侧进行挤捏，以矫正侧方移位。再将拇指和食指改为捏住骨折处的掌侧进行提按，以矫正掌背侧移位。对于中节指骨髁骨折者，尤其需要在拔伸牵引下，用拇指和食指捏住骨折处的内、外侧进行挤捏，然后轻度屈伸近侧指间关节，以矫正侧方移位并平复关节面。

3.末节指骨末端粗隆及骨干骨折　整复时，医生用拇指和食指在骨折处内、外侧和掌背侧进行挤捏，以矫正侧方移位和掌背侧移位。如为开放骨折，且骨折片较小，在清创缝合时，应将碎片切除，以免日后指端疼痛。若甲根翘起者，须将指甲拔除，骨折才易复位，甲床可用凡士林纱布外敷，指甲可重新长出。末节指骨基底背侧撕脱骨折整复时，只要将近节指间关节屈曲、远侧指间关节过伸，便可使撕脱的骨折块向骨折远端靠近。

（二）固定

1.近节指骨骨折　对于骨折向掌侧成角者采用握拳位固定复位后，由助手保持掌指关节、指间关节屈曲位，将一轴4列绷带卷置于掌心，患指和邻指屈在其上，使指尖指向腕舟骨结节，手背及虎口区垫以厚棉垫，用绷带从掌、背侧缠绕固定包扎，形似握拳状（图6-14-5）。一般固定4～5周骨折愈合后即可拆除绷带。

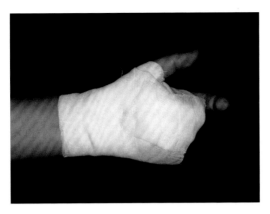

图6-14-5 近节指骨骨折握拳位固定

2.中节指骨骨折 骨折部位在指浅屈肌腱止点的远侧，骨折断端向掌侧成角者，复位后固定方法同近节指骨骨折，采用握拳位固定。骨折部位在指浅屈肌腱止点的近侧，骨折断端向背侧成角者或中节指骨髁骨折，复位后采用超近节指间关节伸直位小硬纸夹板固定，但不应在伸直位固定过久，一般以固定4~5周为宜，以免造成指间关节侧副韧带挛缩及关节僵直。

（1）硬纸夹板的制备。掌背侧两块小长方形硬纸夹板。硬纸夹板由4层纸板折叠而成，规格为4cm×1cm，夹板近端至近节指骨基底，远端至远节指骨基底部。根据患指的长度和宽度剪成长方形，硬纸夹板的四个直角处修剪成圆弧状，表面浸湿备用（图6-14-6）。

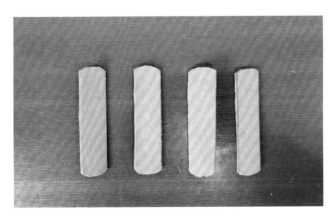

图6-14-6 指骨骨折固定用的硬纸夹板

（2）硬纸夹板的安放。复位后，在背侧成角处安放薄棉压垫，在掌、背侧各放一小硬纸夹板，也可在内、外侧各放一小硬纸夹板，硬纸夹板内衬大小适宜的棉垫，然后用3道胶布环形缠绕固定（图6-14-7）。

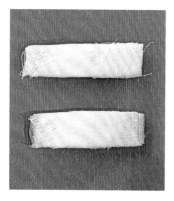
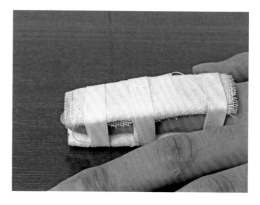

①指骨夹板 　　　　　　　　　　②固定后外观

图6-14-7　中节指骨骨折硬纸夹板固定后

3.末节指骨末端或骨干骨折

（1）末节指骨背侧撕脱性骨折伴锤状指畸形者采用超远侧指间关节掌背侧两块长方形硬纸夹板固定。

硬纸夹板的制备：硬纸夹板由4层纸板折叠而成。掌侧硬纸夹板略长，规格为4cm×1cm；背侧硬纸夹板稍短，规格为3cm×1cm。根据患指的长度和宽度剪成长方形，硬纸夹板的四个的直角处修剪成圆弧状，掌侧硬纸夹板的远端用棉花垫包绕成大头状（图6-14-8）。

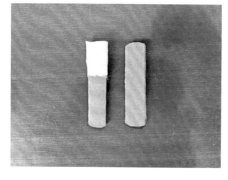

图6-14-8　末节指骨背侧撕脱性
骨折锤状指的固定夹板

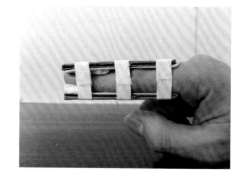

图6-14-9　末节指骨基底背侧
撕脱性骨折固定

硬纸夹板的安放：末节指骨基底背侧撕脱性骨折复位后，将内衬棉垫的掌侧硬纸夹板的远端达末节指骨尖，使硬纸夹板远端的大头垫恰好位于远侧指间关节以远，硬纸夹板近端达掌指关节；背侧硬纸夹板的远端置于远侧指间关节近侧，近端亦达掌指关节。用3道胶布环形固定安放好的硬纸夹板。固定好夹板后，患指应呈远侧指间关节过伸位。保持远侧指间关节过伸位硬纸夹板固定4～5周后，拆除外固定（图6-14-9）。

（2）末节指骨干骨折，复位后可用掌背侧两块硬纸夹板固定于远侧指间关节伸直位，但不应在伸直位固定过久，以免造成关节侧副韧带挛缩及关节僵直。

硬纸夹板的制备：硬纸夹板由4层纸板折叠而成，规格为4cm×1cm。根据患指的长度和宽度剪成长方形，使硬纸夹板近端至中节指骨基底，远端至手指末端。硬纸夹板的四个的直角处修剪成圆弧状，表面浸湿备用。

硬纸夹板的安放：骨折复位后，在掌、背侧各放一小硬纸夹板，也可酌情在内、外侧各加放一小硬纸夹板，超远侧指间关节固定。硬纸夹板内衬大小适宜的棉垫，然后用3道胶布环形固定安放好的硬纸夹板。

（三）功能锻炼

复位固定后，前臂置于中立位，屈肘90°，颈腕吊带胸前位悬吊。可在不影响患指固定的情况下其余手指需经常活动，防止其余手指发生功能障碍。骨折一旦愈合，患指即应尽早进行屈伸功能锻炼，以免造成关节僵直。关节内骨折固定4周骨折一般可以愈合，可拆除外固定进行关节功能锻炼，以免影响关节功能的恢复。

四、典型病例 ▪▪▪▪

病例一

肖某，男性，20岁。主诉"右食指外伤后肿痛、活动受限4小时"。查体：右手食指肿胀明显，近节指骨处明显压痛，可触及骨擦音和异常活动。右食指掌指关节屈伸活动受限，握力减弱。右手皮肤感觉正常，桡动脉搏动清。右手正斜位X线片显示：右食指近节指骨骨折，断端轻度嵌插，并向掌侧成角（图6-14-10）。

诊断：右食指近节指骨骨折。

治疗方法：诊断明确后即予以手法复位，握拳位绷带外固定。患者端坐，医生立于患者前方，一手拇指和食指捏住骨折近端固定患指，另一手拇指和食指扣住患指末节，先略拔伸牵引，然后将两手拇指顶压在近节指骨骨折向掌侧成角处，由掌侧向背侧按压，畸形即可矫正。然后逐渐屈曲近侧指间关节，由助手协助维持患手握拳状，即掌指关节和近节指间关节屈曲90°，将一大小适宜的绷带卷置于右手掌内的第2、3、4掌骨头处，对应的手指屈曲其上，在手背和虎口区内衬棉垫，以绷带缠绕固定。固定后以颈腕吊带悬吊胸前，拍右手正斜位X线片复查，骨折对位对线良好，断端向掌侧成角畸形恢复正常（图6-14-11）。

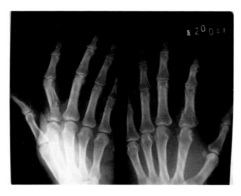

图6-14-10　右食指近节指骨骨折，断端向掌侧成角

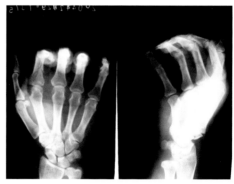

图6-14-11　右食指近节指骨骨折复位后

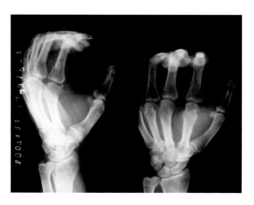

图6-14-12　右食指近节指骨骨折复位后5周，骨折愈合

握拳位绷带外固定3天后拍片复查，骨折对位对线良好。以后每周门诊复查，调整绷带外固定的松紧度，复查时如发现外固定松动，不松解外固定物，在原有固定外另加绷带缠绕，加压绑缚。每隔2周拍片复查了解骨折移位和愈合情况。固定后即指导患者练习肩、肘、腕关节的屈伸活动，以及前臂主动肌肉收缩活动。固定后5周拍X线片显示骨折愈合（图6-14-12），拆除绷带外固定，练习固定处掌指关节的屈伸活动，并配合中药熏洗以舒筋活络，滑利关节。8周后右手活动恢复正常。

病例二

吴某，男，53岁，司机，因车祸伤摔倒致左手第5指骨基底部骨折于2016年4月12日在外院就诊（图6-14-13），建议手术治疗，患者拒绝，要求保守治疗，4月13日来我院急诊就诊，行手法闭合复位后握拳位固定，固定后复查X线片（图6-14-14）。

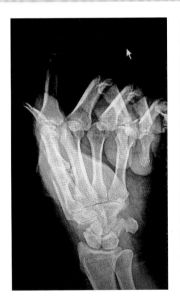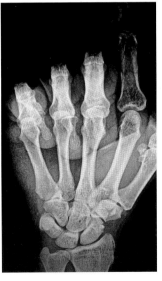

图6-14-13　小指近节指骨基底部骨折复位前，掌侧成角

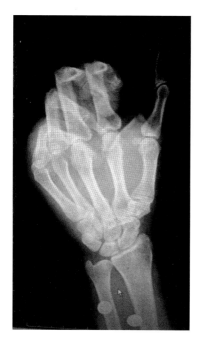
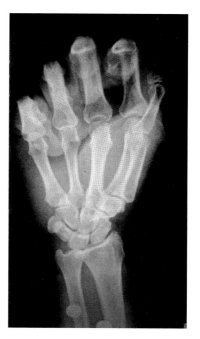

图6-14-14　小指近节指骨基底部骨折整复后对位对线满意

　　患者于2016年4月17日再次复查，拍摄X线片显示骨折略有移位，对位对线良好，继续保持握拳位固定（图6-14-15）。

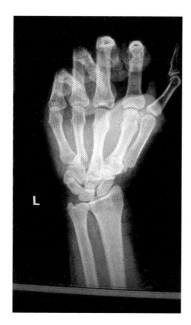
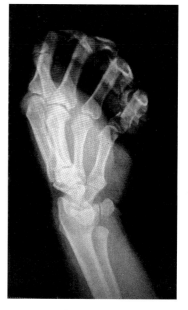

图6-14-15　小指近节指骨基底部骨折复位后
3天复查X线片显示骨折对位对线良好

2016年4月22日来诊，复查X线片显示骨折移位加大，断端出现向掌侧成角，予以再次整复握拳位固定，拍片显示成角移位未能完全纠正（图6-14-16）。

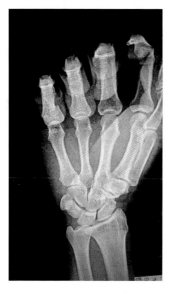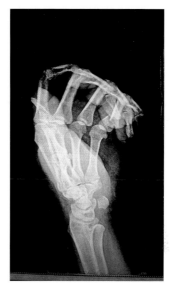

图6-14-16　握拳位固定骨折断端掌侧成角移位明显

鉴于患者在握拳位表现出骨折的不稳定性，重新考虑固定体位，拟改为伸指位固定，释放远侧指间关节，允许屈伸指关节活动，利用屈肌力量进一步纠正成角畸形。复位1周后复查X线片显示骨折对位对线满意（图6-14-17）。

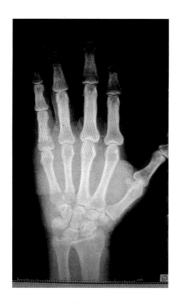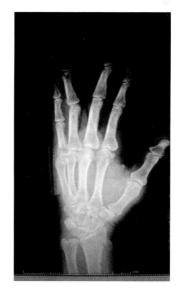

图6-14-17　伸指位固定1周后复查，显示骨折断端对位对线良好

保持伸指位固定4周，骨折愈合，拆除外固定进行功能锻炼，6个月后随访，患指功能恢复良好（图6-14-18）。

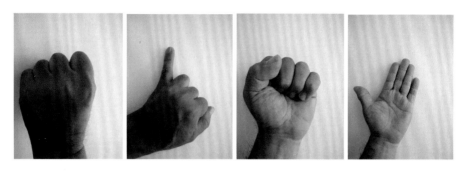

图6-14-18　伸指位固定4周后骨折愈合，6个月后患指功能正常

五、专家点评 ■■■

（一）关于指骨骨折治疗思路

1.指骨骨折复位后固定不能时间过长，一般不超过6周，否则将严重影响手指屈伸活动功能。闭合性骨折宜首选手法复位、夹板固定，骨折一般在4～6周即可愈合，主张患指关节尽早功能锻炼，以利功能恢复。

2.对于末节指骨基底部骨折伴有甲床损伤者，应拔除指甲，缝合裂伤的甲床后，按闭合复位方法处理骨折。

3.对于末节指骨基底背侧撕脱骨折形成"锤状指"者，如经固定后畸形仍存在，一般不会对手指功能产生影响，除了特殊工作性质要求外，在征求患者同意后可不再予以治疗。

4.指骨开放性骨折应彻底清创，争取伤口一期愈合。有皮肤缺损者，必须用各种方法修补缺损，以免使骨骼、肌腱外露，造成肌腱坏死、瘢痕挛缩和骨感染。

5.指骨开放粉碎性骨折，较大的骨块不能随意摘除，以免造成骨质缺损而致骨不愈合。

6.对于不稳定性指骨骨折和功能位不能保持良好复位者，可考虑手术治疗，予以交叉钢针固定，或指骨钢板内固定。一般固定6周即拔出钢针，患指尽早进行屈伸活动，以免影响手指功能。

（二）关于骨折复位

指骨位置表浅，容易触摸，骨折整复后，可顺骨干来回摸认，即可发现骨折复位效果。如存在成角或侧方移位者，可用按压、捺正的手法予以矫正。

整复骨折应尽量做到解剖复位，不能存在成角、旋转、重叠移位畸形，因屈伸肌腱紧贴指骨，如骨折错位或成角愈合，容易导致肌腱粘连，或张力失去平衡，妨碍肌腱的正常滑动，造成手指不同程度的功能障碍；另外，要注意防止旋转愈合，一旦有旋转愈合，屈指时，患指将与邻指交叉，严重影响手指抓握功能。

指骨基底部骨折累及关节面不平者，如粉碎性骨折或一侧、两侧指骨髁骨折者，可在拔伸牵引下用拇指和食指分别捏住骨折处的内、外侧进行挤捏，以矫正侧方移位，然后屈伸患指指间关节，模造关节面，使之平复。

（三）关于骨折的固定

除骨折部位在指浅屈肌腱止点近侧的骨折断端向背侧成角的中节指骨骨折和中节指骨髁部粉碎性骨折可采用手指伸直位固定外，其余部位的指骨骨折，患指应尽可能固定在功能位，如手指完全伸直固定，可引起关节囊和侧副韧带挛缩而造成关节僵直。但是对于无明显移位的指骨骨折，也可采用手指伸直位夹板外固定，但需要注意固定时间不宜过长，4周左右即可，以免后期影响手指屈伸功能。

使用小硬纸夹板固定时，胶布环形绑缠粘贴固定时，不宜过紧，固定后应注意观察患指的末梢血运和感觉情况，或者用医用胶布螺旋式缠绕固定以避免环形勒缚。

近节和中节指骨骨折固定时，亦可以借助邻指的支撑作用，可防止骨折侧偏和旋转移位，直到愈合。手指间垫以薄薄的棉絮，防止长时间固定后的汗渍引起皮肤湿疹。

对于近节指骨基底边缘撕脱骨折，如错位不明显，可采用邻指制动固定。

（四）关于恢复期功能锻炼

指骨骨折固定后，正常的手指可在不影响患指固定稳定性的情况下，进行屈伸活动。骨折一旦愈合，患指即应尽早进行功能锻炼，以免造成关节僵直。尤其对于需要指间关节伸直位固定的骨折和关节内骨折如指骨髁骨折，在固定3～4周后即应在复查时打开外固定，以理筋手法进行康复治疗，然后再予以外固定。在固定4~5周拍片复查骨折愈合后即可开始关节功能锻炼，进行循序渐进的手指屈伸练习。

（五）手术治疗的选择

近节指骨骨折手法复位不成功者，或斜形骨折不稳定者，可考虑切开复位、指骨针或指骨钢板螺钉内固定。根据不同类型骨折采用不同方式穿针。如横断骨折，用交叉指骨针固定。若为斜形骨折，复位后可与骨折线垂直方向穿入钢针。钢针不能穿过关节面，以免影响关节活动。

骨折线位于指浅屈肌腱止点近侧的中节指骨骨折，为了避免手指在伸直位固定过久，影响关节功能，亦可采用交叉指骨针内固定。

末节指骨基底背侧撕脱骨折，手法整复不成功或陈旧性骨折，如撕脱骨块较大，影响功能者，可考虑切开复位，用细针将骨折块固定原位。如骨块较小，则可将其切除后，把伸肌腱止点固定在末节指骨背侧，或采用腱皮缝合术，术后将患指远侧指间关节固定于过伸位。

（六）骨折预后

指骨骨折如果处理不当可发生骨折畸形愈合或造成关节囊挛缩，或骨折端与邻近肌腱发生粘连而导致关节功能障碍，甚至关节僵硬，对手的功能影响较大。指骨髁骨折、累及关节面的粉碎性骨折预后较差。末节指骨基底部背侧撕脱骨折者，虽后期可能会有"锤状指"畸形，但对手的功能影响不大，预后较好。

对于末节指骨基底部撕脱骨折，有旋转式分离移位者，即使已经3~4周未得到治疗和固定，重新给予复位固定，仍可以获得较满意的复位和骨性愈合，后期功能活动多能恢复正常。

指间关节处肿胀肥厚、屈伸功能不良者，可以采用弹性带锻炼的方式进行，效果良好。具体操作：可将橡皮筋类的弹性物一头固定，伤指端勾住另一端，使其略绷紧，然后屈指用力回拉，反复多次，最好每小时即进行几分钟的锻炼。

第七章

下肢骨折

第一节　髌骨骨折

一、概述 ■■■

髌骨是人体中最大的籽骨，其与股四头肌及髌韧带共同组成伸膝装置，在膝关节生理运动中的作用有维护膝关节稳定、增强股四头肌肌力、伸直膝关节最后10°～15°的滑车作用。髌骨骨折为关节内骨折，复位要求高，治疗要求恢复髌骨正常轮廓、关节面平整（至少关节面落差小于2mm）。髌骨表浅，除近端外，其余方向软组织少，为手法复位提供足够操作空间和可能。手法复位外固定治疗对有移位（断端分离＞0.5cm）的横断型髌骨骨折疗效不及手术治疗，但对断端分离≤0.5cm，或者星状、粉碎性且移位不明显的髌骨骨折治疗有优势。

二、诊断与分型 ■■■

髌骨骨折可由直接暴力或间接暴力造成，以间接暴力引起者多见，多见于成年人和老年人，儿童极少见。髌骨骨折患者多有明显的膝部外伤史。伤后膝前疼痛、肿胀严重，有血肿和皮下瘀血，甚至出现张力性水疱，膝前压痛，膝关节不能主动伸直。无移位骨折，膝前不能扪及凹陷；有移位骨折，骨擦音及异常活动明显，并可扪及呈沟状凹陷的骨折端；骨折端分离明显时，可在膝前血肿两端扪及骨折块。

膝关节正侧位X线片可明确骨折类型和移位程度，必要时还应加摄髌骨轴位片。通过轴位片可观察髌骨冠状面骨折之纵形骨折线及髌骨后缘是否平整。

根据受伤暴力性质和骨折后移位情况，可分为无移位骨折和有移位骨折，根据骨折线的位置和形态分类如下（图7-1-1）。

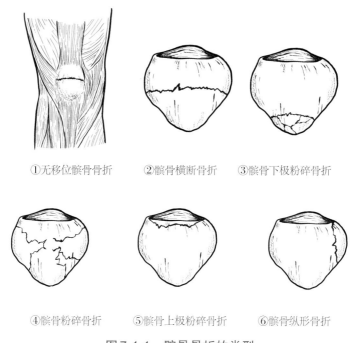

①无移位髌骨骨折　②髌骨横断骨折　③髌骨下极粉碎骨折

④髌骨粉碎骨折　⑤髌骨上极粉碎骨折　⑥髌骨纵形骨折

图7-1-1　髌骨骨折的类型

（一）无移位骨折

无移位骨折约占20%，多由直接暴力打击或屈膝跪倒于地而引起。骨折可呈粉碎状或星状，间有纵裂或边缘骨折。髌骨周围腱膜和关节囊保持完整。

（二）有移位骨折

有移位骨折约占80%，多由间接暴力所致。骨折线多呈横断，且常发生在中下1/3交界部。亦可见严重直接暴力造成的髌骨粉碎骨折，偶有髌骨上极或下极粉碎性骨折。有移位骨折往往髌骨周围筋膜和关节囊破裂或断裂，严重者断端之间相互分离达数厘米，常见近端或远端骨折块较大，另一端呈粉碎状。移位明显的髌骨骨折，软组织损伤严重且出血较多，关节腔内有大量积血。

三、治疗 ▪▪▪

（一）固定材料

采用前、后两块硬纸夹板固定。硬纸夹板由6~8层纸板组成，先根据患肢的长度将前后两块硬纸夹板叠好，剪成长方形（近端可略宽于远端），长度约为50cm、宽度约为15cm，夹板的近端至股骨中上1/3，夹板远端至小腿下1/3。后侧的长方形硬纸夹板作为托板，前侧的长方形硬纸夹板一分为二，夹板在接触髌骨处根据髌骨的大小，剪出半圆弧状以容纳髌骨，硬纸夹板边缘剪小豁口以使硬纸夹板在固定时与肢体形态更服帖。将硬纸夹板的四个角修剪成圆弧状，以免损伤皮肤，表面略浸湿备用（图7-1-2）。

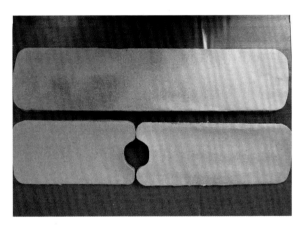

图7-1-2 髌骨骨折硬纸夹板

（二）手法复位

1.无移位骨折 无须手法复位，仅用硬纸夹板外固定即可。

2.有移位骨折 若骨折断端分离在0.5cm以内，可行手法复位后膝关节伸直位硬纸夹板固定。患者取仰卧位，医生立于床边，以双手拇食指分别捏按分离移位的骨折远近端，相向用力推挤，使之对位。如骨折块复位后有台阶感，可用一手保持骨折断端对向挤压力的同时，用另一手掌向下按压髌骨，同时由助手轻度屈伸膝关节，利用髌股关节的活动，纠正骨折断端的台阶样残余移位。

（三）固定方法

采用膝关节伸直位超膝关节前后两块硬纸夹板外固定。复位后，由助手协助保持膝关节略屈曲10°，在膝部内衬绷带，均匀包扎绷带2~3层。在硬纸夹板内衬厚棉垫后，先安放后侧的托板，然后放置前侧的两块硬纸夹板。固定后侧托板时，在腘窝处可稍垫厚棉垫以维持膝关节略屈曲位。将前方的两块硬纸夹板的半圆弧状缺口对向放置，用前方近侧硬纸夹板的半圆弧状缺口抵住髌骨的上端，以前方远侧硬纸夹板的半圆弧状缺口抵住髌骨的远端。将复位的髌骨置于前侧两块夹板的圆弧中固定髌骨，防止其分离移位。圆弧的边缘衬以棉花，以免压伤皮肤。前后两侧的硬纸夹板形成圆筒状，包绕膝关节。在夹板的外面均匀缠绕绷带，使夹板稳固，要将夹板的两端都包埋在绷带内，固定膝关节于伸直位（图7-1-3）。

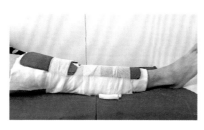

①夹板放置侧面观　　②夹板放置上面观

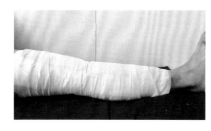
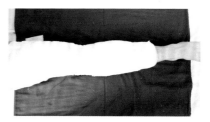

③固定后侧面观　　④固定后上面观

图7-1-3　髌骨骨折前后硬纸夹板外固定

（四）功能锻炼

骨折经复位固定后即可开始锻炼踝、趾关节屈伸活动，2周后在有效固定下做直腿抬高等活动，主动练习股四头肌的等长收缩和等张收缩。6~8周后根据X线片骨折愈合情况，解除固定。拆除硬纸夹板后逐步练习膝关节的屈伸活动，并适当增加活动范围，同时扶腋拐做患肢部分负重下行走。8~10周后可扶床边做蹲起活动，以加强练习膝关节屈伸功能和大腿前后侧肌群肌力。

四、典型病例 ■■■

病例

谢某，女，46岁。主因"左膝关节摔伤后肿痛、屈伸活动受限4小时"来我院就诊。查体：左膝关节肿胀，膝前可见片状瘀斑，髌骨压痛明显，可触及骨擦感和发现异常活动，左膝关节屈伸活动受限，浮髌试验阳性，抽屉试验阴性。左踝足及五趾活动良好，左下肢皮肤感觉正常，足背动脉搏动清。左膝正侧位X线片显示：左髌骨中部偏下可见横形骨折线，断端轻度分离移位约2mm，髌面尚平整（图7-1-4）。

诊断：左髌骨骨折。

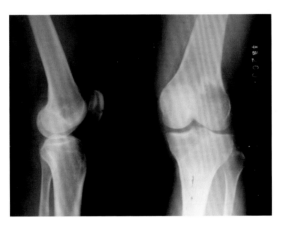

图7-1-4　左髌骨骨折复位前

诊断明确后即予以手法复位，膝关节伸直位硬纸夹板外固定。患者仰卧，医生立于患侧，以双手拇食指分别捏按分离移位的骨折远近端，相向用力，使之对位，确认髌骨表面平复后，由助手协助保持膝关节略屈曲10°，在膝部内衬绷带，均匀包扎绷带2～3层。在硬纸夹板内衬厚棉垫后，先安放后侧的托板，在腘窝处可稍垫厚棉垫以维持膝关节略屈曲10°位，然后放置前侧的两块硬纸夹板。将前方两块硬纸夹板的半圆弧状缺口对向放置，用前方近侧硬纸夹板的半圆弧状缺口顶住髌骨的近端，以前方远侧硬纸夹板的半圆弧状缺口顶住髌骨的远端。将复位的髌骨放于前侧两块夹板的圆弧中，固定髌骨，防止其分离移位，圆弧的边缘衬以棉花，以免磨损皮肤。在夹板的外面均匀缠绕绷带

8~10层，要将夹板的两端都包埋在绷带内，固定膝关节于伸直位。固定后拍左膝关节正侧位X线片复查，骨折对位对线良好，分离移位纠正（图7-1-5）。

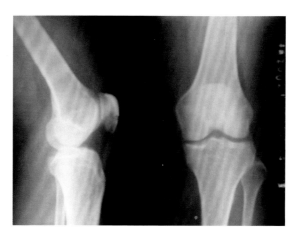

图7-1-5　左髌骨骨折复位后

硬纸夹板外固定3天后复查，检查外固定平稳，拍摄X线片显示骨折对位良好。之后每周门诊复查，调整外固定的松紧度，复查时如发现外固定松动，不松解外固定物，在原有固定外另加绷带缠绕，加压绑缚。每隔2周拍片检查骨折对位情况。固定后即指导患者练习踝、足及五趾的屈伸活动，以及股四头肌主动肌肉收缩活动。固定6周拍片确认骨折愈合，拆除绷带外固定，练习膝关节的屈伸活动，进一步加强练习股四头肌肌力。12周后左膝关节屈伸活动基本恢复正常。

五、专家点评 ■■■

（一）治疗原则

髌骨骨折治疗的最终目的是保证髌股关节面光滑完整、恢复伸膝装置的完整性及功能、防止创伤性关节炎的发生。髌骨骨折断端移位≤0.5cm时，主张早期手法复位，并尽力使关节面平整；对移位较大的骨折或骨折粉碎严重、闭合复位后髌骨关节面仍存在明显不平的，需手术治疗。

对于粉碎性骨折从髌股关节的生物力学角度和临床实践评价髌骨骨折的治疗来讲，原则上应保留髌骨，充分恢复其解剖关系，勿轻易施行髌骨切除术。骨折治疗过程中宜早期锻炼股四头肌，以免股四头肌萎缩，对膝关节的把持力减弱导致膝关节不稳。对于髌面略有不平，台阶落差小于2mm的骨折，应尽可能早期练习膝关节屈伸活动，通过模造关节面，使髌股关节恢复吻合。

（二）关于骨折的对症处理

若局部肿胀明显，或就诊时间较晚（受伤2~3天之后），膝关节可出现明显肿胀，因不能触摸骨折断端，无法进行手法复位。此时应对患膝加压包扎、下肢支具保护固定，并抬高患肢进行消肿，一般5~7天肿胀消退后即可进行手法复位外固定。

患膝进行加压包扎时的范围一定要大，范围为从髌上10cm到髌下10cm；要内衬厚棉垫，以3列绷带平铺开、叠瓦式缠绕加压包扎，要保证力量均匀一致，绷带缠绕时不能打卷呈条索状缠绕，以免发生勒伤皮肤，甚至压迫腓总神经的情况。

（三）关于骨折诊断

对于髌骨骨折拍摄X线正侧位片即可诊断，髌骨轴位片不作为常规拍摄。如在正侧位片高度怀疑髌骨有纵裂者可加摄髌骨轴位片，否则对于髌骨无移位的横形或星形骨折将无从判断。屈膝位拍摄髌骨轴位片时，不仅可增加患者痛苦，甚至可导致无移位骨折发生移位，应特别注意和避免。

对于有明显外伤史，发生髌骨骨折的同时也怀疑膝关节半月板或十字韧带损伤者，应拍摄MRI检查，不宜做麦氏征或抽屉试验等检查，因为骨折后的疼痛可使这些检查出现假阳性。如确实伴有膝关节内的半月板或韧带损伤，也可在骨折愈合后再行处理。

对于因各种原因导致髌骨骨折不愈合，或存在严重分离移位的陈旧性骨折者，骨折断端间存在纤维连接，屈膝功能不受影响，伸膝功能亦基本保存，但是会存在力量不足。如患者无特殊需求，日常生活将无明显影响，也可不予处理。患者可通过跑跳运动缓解，或接受手术治疗，重建伸膝装置的连续性，并恢复肌力。

（四）关于治疗方法的选择

无移位骨折单纯用硬纸夹板伸直位膝关节固定；如侧位X线片显示骨折上下两部分之间有>2mm的台阶或者横断骨折断端移位≤0.5cm者，应进行手法复位。如髌骨粉碎性或爆裂性骨折，骨折块移位明显，闭合复位不良者则需要手术治疗内固定。

（五）关于骨折固定

硬纸夹板固定时膝关节要保持伸直位，可在腘窝处均匀垫一厚棉垫保持膝关节有10°屈膝位，以免膝关节因长期完全伸直而引起的不适，乃至腓总神经出现牵拉性麻痹。固定时，如关节内积血较多，关节肿胀明显者，可酌情先穿刺抽出积血、包扎，然后再行硬纸夹板固定。硬纸夹板安放时，后侧的托板可相对较厚，以免固定期间发生夹板折断。前侧两块硬纸夹板有缺口的一侧对向放置，要将复位后髌骨放于前侧两块夹板组成的圆弧中，圆弧的边缘衬以棉花，以免磨损皮肤。这样，前侧两块夹板的圆弧状缺口，可固定住复位的髌骨，防止其分离移位。硬纸夹板从前后两侧固定后要注意观察患肢血运情况和患者的疼痛感觉，尤其在固定后的3～5天需要密切观察，以防压迫性溃疡的形成。随着肿胀消退，夹板松动，骨折容易再移位。故应在1～2周内拍片复查，及时发现移位并予以矫正。夹板外固定时间一般在6～8周，骨折即可愈合，拆除外固定。

（六）关于膝关节肿胀的处理

髌骨骨折移位明显者多会出现膝关节明显肿胀，应在骨折早期膝关节出现肿胀之前做棉垫绷带加压包扎，加压固定范围宜包括膝关节上下至少15cm，加压一定要均匀，绷带平铺绑缚，不要呈索条状勒紧，这样可有效防止明显肿胀的出现。如就诊时已经出现了明显肿胀的情况，一般来讲不用做关节穿刺抽出积血，在进行夹板固定制动后，血肿在1周左右会自行吸收。如果同时服用活血化瘀和利水消肿的方剂如五苓散配合四物汤加减可明显促进肿胀消退。

（七）关于膝关节功能锻炼

髌骨骨折整复固定后即应开始锻炼踝、趾关节屈伸活动，2周后在保持硬纸夹板固定下逐渐开始做主动股四头肌的等长收缩锻炼，以保持股四头肌的收缩反射，使其减少萎缩，并减少关节内粘连。一般在6周左右可根据查体、X线片的表现决定是否解除固定，如骨折愈合良好可去除外固定进行功能锻炼。膝关节练功要以股四头肌肌力锻炼和关节屈伸活动的恢复为重点，要循序渐进，避免暴力。股四头肌训练可采用非负重下直腿抬高训练为主，屈伸活动时要逐步进行下蹲练习。在功能康复时，患者可自行上下、左右推动髌骨，以减轻髌股关节的粘连。

第二节　胫腓骨干骨折

一、概述 ■■■

胫腓骨干骨折指胫骨平台以下至踝以上部位的骨折，是临床常见的下肢骨折。在全身长骨骨折中约占10%，以胫腓骨干双骨折多见。最常见的发生部位在胫骨中下1/3交界处，因胫骨的前内侧位于皮下，故骨折端极易穿破皮肤形成开放性骨折，加之胫骨中下1/3处血运不佳，易造成延迟愈合、不愈合。随着现代交通的日益发达，小腿的高能量损伤逐渐增加，如处理不当，极易造成各种并发症和后遗症。

二、诊断与分型 ■■■

（一）诊断

依据病史、症状、体征及影像学检查，可明确诊断胫腓骨干骨折。

（二）分型

对于胫腓骨干骨折临床分型有多种，如Johner和Wruhs将胫骨干骨折分为单纯、蝶形及粉碎骨折；又如按骨折线形态将骨折分横形、斜形、螺旋形、粉碎形等；按软组织是否完整分为闭合性和开放性骨折。但就手法整复、夹板固定来讲，骨折的稳定性非常重要，可以预见整复过程的难易程度及骨折预后情况，所以按骨折稳定程度进行分类更有利于指导保守治疗。

1.稳定性骨折　包括胫骨无移位的不全或完全骨折、青枝骨折、横断骨折、锯齿状骨折等。此类骨折处理相对简单，预后佳。

2.不稳定性骨折　胫骨斜形、螺旋形、粉碎形、多段、蝶形骨折均为不稳定性骨折。此类骨折处理较复杂，复位后易出现再移位，保守治疗有一定难度。

第七章　下肢骨折

173

三、治疗 ■■■

（一）固定材料

根据患肢的长度和骨折部位裁取两块长方形硬纸夹板，微浸湿后折叠4~6层，长度为30~40cm，宽度为10~12cm，再根据骨折部位，对硬纸夹板略做修正。胫腓骨上1/3骨折时，硬纸夹板要制作成长方形，为避免损伤皮肤，将硬纸夹板四角修剪成圆弧状，上端超膝关节10cm，下端达内、外踝上（图7-2-1）；中1/3骨折时，硬纸夹板上端两个角同样要修剪成圆弧状，下端要斜行剪去一个角，修成光滑的圆弧曲线，将硬纸夹板下端剩余的一个角弯曲成耳状面，长度为近端至腓骨小头，远端超踝达足底（图7-2-2）；下1/3骨折时，硬纸夹板形状同固定中1/3骨折的夹板，长度为上端平小腿中上1/3，下端超踝关节至足底。

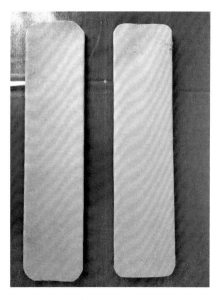

图7-2-1　胫腓骨上1/3骨折夹板

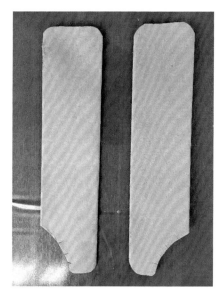

图7-2-2　胫腓骨中、下1/3骨折夹板

（二）手法复位

患者平卧，膝关节屈曲20°~30°，一助手站在患膝外侧，用肘关节套住患者腘窝部，另一助手站在患者患肢足部，一手握住前足，一手握足跟部，二人沿胫骨轴线拔伸牵引2~3分钟，以纠正重叠和成角畸形（图7-2-3）。若近

端向前移位，则医生两手环抱小腿骨折远端并向前端提，近端牵引的助手将近端向后按压，使之对位；若有侧方移位，可同时推近端向外，推远端向内，一般即可复位（图7-2-4）。对于螺旋形、斜形骨折时，远端易向外侧移位，医生可用拇指置于胫腓骨间隙，挤压骨间隙，将远端向内推挤，另一手置于骨折近端的内侧向外用力提拉，足部牵引的助手将远端稍稍内旋即可对位（图7-2-5）。最后，医生以拇、食指沿胫骨前嵴和胫骨内侧面反复触摸骨折部检查对位、对线情况（图7-2-6）。

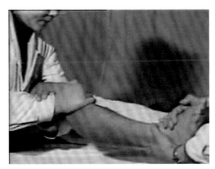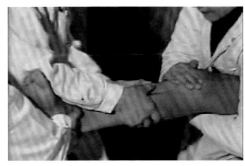

图7-2-3　顺势牵引纠正重叠、成角畸形　　图7-2-4　端提、按压纠正前后移位

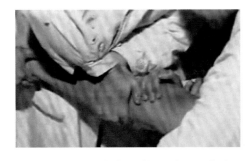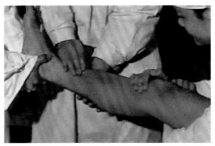

图7-2-5　分骨、推挤、捺正纠正侧方移位　　图7-2-6　触摸骨嵴，检查对位对线

（三）骨折固定

在维持牵引的情况下进行内外侧硬纸夹板固定。先在夹板固定范围内用绷带均匀松松地缠绕1～2层作为内衬绷带，包扎不可过紧，要平整，以绷带能在皮肤上移动为度。然后根据骨折端复位前移位的方向及其移位倾向性放置相应的棉压垫并用胶条或绷带缠绕固定。上1/3骨折时将内衬厚棉垫的硬纸夹板分别置于小腿和膝关节的内外侧，外用绷带缠绕包扎，将患肢固定于膝略屈曲10°中立位；中1/3骨折时因骨折易向内侧成角移位，可在骨折线内侧与上下

骨折段外侧各放置棉垫，将患肢固定于踝关节中立位（要注意保护腓总神经，夹板不要压迫腓骨小头）；下1/3骨折时在踝关节内外两侧放置棉垫保护，将患肢固定于踝关节中立位。固定时注意在内外踝上以及小腿较细的部位内垫厚棉垫使硬纸夹板下充填饱满而不空虚（图7-2-7）。

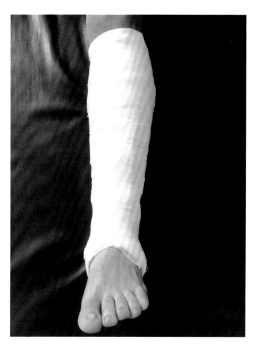

图7-2-7　夹板固定后

（四）功能锻炼

功能锻炼要贯穿于骨折治疗的始终，不同时期采用不同的锻炼方法。骨折整复固定后，垫枕抬高患肢，摆放于中立位，鼓励患者可做足趾屈伸活动及股四头肌、腘绳肌的主动等长收缩练习，利于患肢消肿。2～4周时，肿胀渐消，疼痛缓解，软组织损伤渐行恢复，在进行上述锻炼的同时应加强未固定关节的屈伸活动。6～8周时，可根据骨折愈合情况扶双拐不负重行走。此时，患肢虽然不负重，但足底要放平，不要用足尖着地，免致远折端受力引起骨折端旋转或成角移位。8～10周时，可根据骨折愈合情况酌情拆除硬纸夹板，进一步活动患侧膝、踝关节。10～12周时，扶拐下地逐渐练习患肢的负重行走，负重力量逐步增加。

四、典型病例 ■■■

病例

马某，男，18岁，因"右小腿摔伤后肿痛、畸形、活动受限5小时"入院就诊。查体：右小腿远端肿胀、向外侧成角畸形，足略外旋畸形，局部可触及骨擦音和异常活动，压痛明显，纵向叩击痛阳性。右足活动正常，右下肢皮肤感觉正常，足背动脉搏动正常。右小腿正侧位X线片显示：右胫腓骨远端骨折，骨折线由内上斜向外下呈螺旋形，骨折断端向前侧及外侧成角，骨折有轻度侧方移位和短缩移位（图7-2-8）。

诊断：右胫腓骨干下1/3骨折。

治疗予手法复位，内外侧两块硬纸夹板外固定。患者仰卧，医生立于患侧，一助手站于患者患肢外上方，用肘关节套住患膝腘窝部，另一助手站在患者患肢足部远侧，一手握前足，一手握足跟部，沿胫骨长轴做对抗牵引。在充分拔伸牵引后，医生双手用拇指置于骨折断端外侧，挤压胫腓骨间隙，将折端成角处向内侧推挤，并嘱把持足部牵引的助手，将肢体远端稍稍内旋，然后在维持牵引下，医生再将向前侧成角的胫骨骨折断端向后侧按压，以完全纠正成角移位。最后，医生以拇指和食指沿胫骨嵴内侧面来回触摸骨折部是否平整，检查对线对位情况完好，复位完毕，由助手维持复位状态，予内外侧两块硬纸夹板外固定。

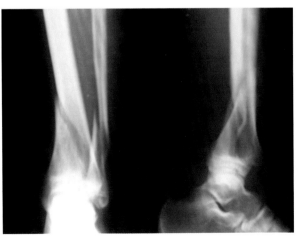

图7-2-8　右胫腓骨下1/3骨折复位前，向前外侧成角

177

骨折固定后定期拍摄X线片复查（图7-2-9），骨折复位良好，固定1周（图7-2-10）和4周时复查拍片显示骨折复位位置良好（图7-2-11），8周拍X线片见骨折线模糊，有骨痂形成，拆除硬纸夹板外固定，练习踝关节的屈伸活动，并配合中药熏洗以舒筋活络，滑利关节，扶拐患肢不负重行走。10周后练习患肢逐渐负重行走，12周后右下肢功能基本恢复正常。

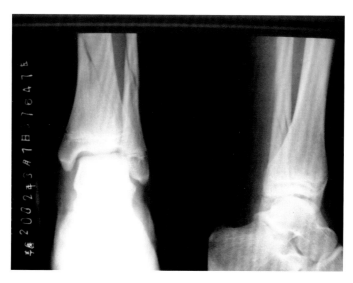

图7-2-9　右胫腓骨下1/3骨折复位后

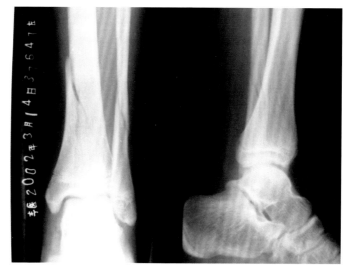

图7-2-10　右胫腓骨下1/3骨折复位后1周

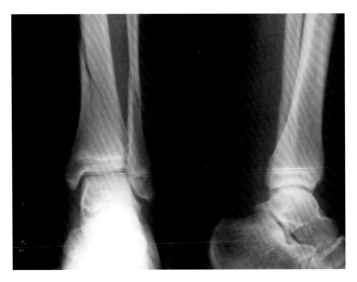

图7-2-11　右胫腓骨下1/3骨折复位后4周

五、专家点评 ■■■

（一）胫腓骨干骨折治疗原则

胫腓骨干骨折的治疗原则主要是恢复小腿的长度和负重功能，所以应重点处理胫骨骨折的对位、对线情况，对骨折端的成角、旋转、重叠移位应予纠正，避免影响膝、踝功能而发生创伤性关节炎。对于无移位闭合骨折无须整复，只需用硬纸夹板固定即可。对于有移位的稳定骨折可采用手法整复、硬纸夹板外固定。

对于患肢严重肿胀，或有皮肤挫伤不宜立即行夹板固定，或骨折为小斜型、粉碎性、螺旋形或一骨多折等不稳定骨折，可选择行外固定支架治疗或行跟骨牵引，虽为权宜之计，但仍为一种较好的治疗办法，可为"二期"夹板固定创造有利条件。跟骨牵引穿针时跟骨外侧比内侧高1cm（约有15°斜角），可顺应小腿的生理弧度，利于骨折对位。待重叠移位纠正后，适当减少牵引重量，以防过牵，尤其是中、下1/3胫腓骨干骨折及粉碎骨折者。

（二）关于骨折手法整复

胫腓骨干骨折手法整复时要根据骨折的具体移位方向而辨证施法，因小腿后侧、外侧肌肉力量强大，所以骨折绝大部分的移位是向内、向前成角，而单独胫骨骨折则主要是向外成角，这与受伤时的外力方向和肌肉牵拉相关。整复手法应以"牵"为先，在"牵"的基础上再施用提、按、推、挤、分、旋等复位手法来矫正各种畸形。折顶手法在胫腓骨干骨折时应谨慎使用或尽量不用，因胫骨前面肌肉薄，避免骨折端刺破皮肤等意外情况的发生。骨折整复应争取接近或达到解剖对位，复位后其残存的移位、畸形也应在允许的范围内，如短缩移位对成人来讲应不超过1cm，儿童不超过2cm，旋转、成角移位应尽可能矫正，否则因力线改变，出现载荷传导紊乱而容易诱发膝、踝创伤性关节炎。对于确实难复位者应放弃整复而改用其他治疗方法，切忌反复多次、暴力整复，否则容易引发严重的并发症。

（三）关于骨折固定

因腓总神经绕行于腓骨头的下外侧，所以固定胫腓骨上1/3骨折时，在腓骨小头处要注意保护，避免夹板直接压迫腓骨小头引起腓总神经损伤；中、下1/3骨折时，内外踝骨突处要注意棉垫保护，以免发生压疮。另外，在内外踝上小腿较细的部位要内垫厚棉垫使硬纸夹板下充填饱满，不要出现空虚。为提高固定的可靠性，硬纸夹板固定时可采用"板套板"的方式，固定后应动态观察，及时调整硬纸夹板的松紧度，既要避免因早期张力过高形成压疮和骨-筋膜室综合征，造成不可挽回的后果，又要注意中后期肿胀消退，固定松弛，对骨折端失去约束力而造成骨折再移位。每次复查时应注意调整夹板的松紧度，检查夹板、固定垫有无移位，加垫处或骨突处有无受压而产生持续性疼痛。

（四）关于骨-筋膜室综合征

骨-筋膜室综合征是严重小腿骨折较容易出现的早期并发症。因软组织损伤程度与骨-筋膜室综合征的发生成正比，因此严重的肢体软组织损伤可并发骨-筋膜室综合征，尤其是闭合性骨折较容易发生。对于骨-筋膜室综合征要早发现、早治疗。早期症状除小腿肿胀明显、张力增高外，最主要是持续、剧烈、难以忍受的疼痛，被动牵拉足趾疼痛进一步加重，这是肌肉缺血的早期表现，如出现典型的5P征（疼痛pain，感觉异常paresthesia，麻痹paralysis，无脉pulselessness，苍白pallor），则说明已至缺血坏死严重的晚期，错过了早期最佳治疗时期。对可疑有骨-筋膜室综合征的肢体，不可将其抬高，因抬高患肢可降低局部血压，反而促进骨-筋膜室综合征的病理发展。一旦确诊，应尽早手术减压，不能因为可触及足背动脉而延迟切开，因神经缺血12小时、肌肉缺血6～8小时可能发生永久性功能丧失。减压后，局部血运改善，但大量肌红蛋白、钾离子和坏死组织等毒素进入血液循环，可能引发高钾血症和肾功能衰竭，应密切观察患者的情况。

（五）关于骨折延迟愈合、不愈合

胫骨中下1/3骨折易发生骨折延迟愈合或不愈合，这是由于胫骨的滋养血管由胫骨干上、中1/3的后方进入，在致密骨内下行一段距离后，进入髓腔，胫骨下1/3又缺乏肌肉附着，血运不佳，所以胫骨中下1/3段骨折后，往往因局部血液供应不良而发生延迟愈合或不愈合。对于这类骨折患者外固定时间可适当延长，要结合仔细查体和阅片来判断是否达到了临床愈合标准。

（六）功能锻炼要遵循"动静结合"的治疗原则

骨折固定早期要加强股四头肌的舒缩及足趾的屈伸活动，这样既可防止肌肉萎缩，又可促进血液回流避免患肢深静脉血栓的形成，如可进行仰卧位的直腿抬高练习。稳定性骨折在固定8周以后，可在夹板的保护下逐渐练习扶拐部分负重，骨折断端轴向应力的刺激可利于骨痂的生长，促进骨折愈合；但不稳定性骨折则不能早期下地，以免发生骨折再移位。拆除夹板后要加强踝关节的屈伸功能活动，循序渐进恢复下肢的肌力和负重。

第三节 **踝关节骨折**

一、概述 ■■■

踝关节骨折是下肢常见的关节内骨折，约占全身骨折的3.92%，其中Lange-Hansen分型中旋后外旋型最为常见，如果治疗不当，常会遗留踝关节功能障碍和创伤性关节炎。在踝关节闭合性骨折治疗中，手法复位外固定有其独特优势，我院应用"四步正踝法"治疗旋后外旋型踝关节骨折具有多年的工作积累和临床经验总结，已形成一套独具特色的治疗方法。

二、诊断与分型 ■■■

（一）诊断

本病有明确的外伤史，踝关节畸形（如伴有距骨脱位者畸形更加明显），踝部肿痛，皮下瘀血。局部压痛及纵向挤压痛明显，关节活动功能障碍，可扪及骨擦音和异常活动。踝关节正侧位X线片可显示骨折的类型、移位方向及程度；MRI检查可明确韧带损伤的程度及部位。

（二）分型

1.根据骨折发生的原因分类

（1）外旋型骨折；（2）外翻骨折；（3）内翻骨折；（4）纵向挤压骨折；（5）侧方挤压骨折。

2.按损伤力分类（Ashhurst分类）

（1）外旋型骨折：踝关节受到外旋伤力所致。

Ⅰ度：腓骨下端斜形或螺旋形骨折，骨折线经胫腓下关节，骨折仅有轻度移位或无移位。也可以是下胫腓联合前韧带损伤而无骨折，或者下胫腓联合前韧带损伤同时伴腓骨近端螺旋形骨折。

Ⅱ度：腓骨斜形骨折或螺旋形骨折，伴内踝骨折，或伴内侧三角韧带断裂，偶尔伴有胫骨后唇骨折。

Ⅲ度：除Ⅱ度损伤外，以胫骨下端骨折代替内踝骨折，骨折片向前移位，并有向外旋转。

（2）外展型骨折：受伤时，距骨受外展伤力所致。

Ⅰ度：内踝骨折，由距骨外展时，外力作用三角韧带引起。

Ⅱ度：内踝骨折，伴腓骨骨折。骨折线近于横形，如腓骨骨折在下胫腓联合之下，则无下胫腓联合分离；如骨折线在下胫腓联合之上，则伴有下胫腓联合分离。

Ⅲ度：胫骨远端骨折和腓骨骨折，此型较为少见。

（3）内收型骨折：由于内翻应力所致。

Ⅰ度：外踝横形骨折，骨折平面在踝关节平面，或在其下，腓骨远端骨折是由距腓前韧带和跟腓韧带牵拉所致。

Ⅱ度：外踝骨折及内踝近于垂直骨折，内踝的骨折是由足内翻时受到距骨的推挤所致。

Ⅲ度：外踝骨折伴胫骨远端骨折，骨折线向上倾斜。

（4）垂直压缩型骨折：踝关节受到纵向挤压力，此型不一定伴有腓骨骨折。

Ⅰ度：胫骨远端负重面骨折。

Ⅱ度：胫骨远端关节面粉碎骨折。

Ⅲ度：胫骨远端呈"Y"形或"T"形骨折。

3.按伤力及损伤时足的位置分类（Lauge-Hansen分类） Lauge-Hansen 分类法强调踝关节骨折可波及单踝、双踝或三踝，是踝关节损伤的不同的病理阶段，在重视骨折的同时也强调韧带的损伤。在Lauge-Hansen分类中，以旋后-外旋型最为多见。

（1）旋后外旋型骨折如下（图7-3-1）。

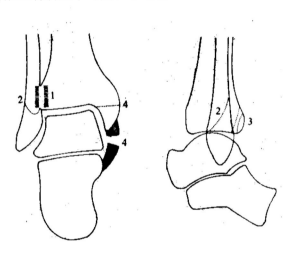

图7-3-1　旋后外旋型骨折

（图中阿拉伯数字代表分度，下同）

受伤时足处于跖屈旋后（内翻）位，距骨在踝穴内受到外旋力或小腿内旋而距骨受到相对外旋的外力，距骨在踝穴内以内侧为轴向外后方旋转，冲击外踝。

Ⅰ度：下胫腓前韧带断裂或胫骨前结节撕脱骨折。

Ⅱ度：Ⅰ度损伤加外踝在下胫腓联合水平的冠状面斜形骨折，骨折线从前下方斜向后上方。

Ⅲ度：Ⅱ度损伤加后踝骨折。后踝多为撕脱骨折，骨折片较小。如合并有距骨向后上方的外力时，则外踝骨折为长斜形，后踝的骨折片较大，可波及胫骨下端关节面的 1/4 或 1/3 , 此时多伴有距骨的向后脱位。

Ⅳ度：Ⅲ度损伤加内踝撕脱骨折或三角韧带断裂。此时如外踝的骨折线较长，可能会合并下胫腓联合分离。

（2）旋后内收型骨折如下（图7-3-2）。

受伤时足处于跖屈旋后（内翻）位，距骨在踝穴内受到强力内翻的外力，外踝受到牵拉，内踝受到挤压的外力，踝关节外侧韧带紧张。

Ⅰ度：外踝撕脱骨折或外侧韧带断裂。外踝骨折线低于踝关节水平间隙，多为横断骨折或外踝尖的撕脱骨折。

Ⅱ度：Ⅰ度损伤加内踝骨折。由于内踝受内翻的距骨挤压作用，骨折位于踝关节内侧间隙与水平间隙交界处，骨折线呈斜形斜向内上方。

（3）旋前外展型骨折如下（图7-3-3）。

受伤时足处于旋前位，距骨在踝穴内受到强力外翻的外力，内踝受到牵拉，外踝受到挤压，三角韧带首先受到损伤。

Ⅰ度：内踝撕脱骨折或三角韧带断裂。内踝骨折位于踝关节水平间隙以下。

Ⅱ度：Ⅰ度损伤加下胫腓前、后韧带断裂，或韧带附着点骨片撕脱。此型可表现为下胫腓联合分离。

Ⅲ度：Ⅱ度损伤加外踝在踝上部位的短斜形骨折或伴有小蝶形片的粉碎骨折。骨折片常位于外侧。

（4）旋前外旋型骨折如下（图7-3-4）。

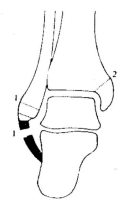 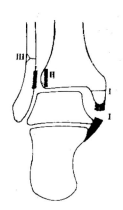 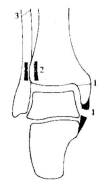

图7-3-2　旋后内收型骨折　图7-3-3　旋前外展型骨折　图7-3-4　旋前外旋型骨折

受伤时足处于旋前位，同时背屈外展（外翻），距骨受到外旋外力，三角韧带被牵拉而紧张，踝关节内侧结构首先受到损伤。

Ⅰ度：内踝撕脱骨折或三角韧带断裂。内踝骨折的骨折线呈斜形，在矢状面自前上斜向后下。

Ⅱ度：Ⅰ度损伤加下胫腓前韧带、骨间韧带断裂。

Ⅲ度：Ⅱ度损伤加外踝上方6~10cm处的腓骨干螺旋形或短斜形骨折。

Ⅳ度：Ⅲ度损伤加下胫腓后韧带断裂，导致下胫腓分离，或下胫腓后韧带完整而形成后踝撕脱骨折。

（5）垂直压缩型骨折

可分为单纯垂直压缩外力与复合外力所致的两种不同骨折。

单纯垂直压缩外力骨折依受伤时踝及足所处的位置不同可分为以下几种。

背伸型损伤：胫骨下端前缘压缩骨折。

跖屈型损伤：胫骨下端后缘骨折。

垂直损伤：胫骨下端粉碎骨折，常同时有腓骨下端的粉碎骨折或斜形骨折。

复合外力引起的垂直压缩骨折因垂直外力与外旋外力复合引起者，多见于旋后 - 外旋型骨折中，后踝骨折较大，腓骨冠状面斜形骨折也较大；因垂直外力与内收外力复合引起者，内踝或胫骨下端内侧呈粉碎或明显压缩骨折；因垂直外力与外展外力复合引起者，外踝或胫骨下端外侧呈粉碎或压缩骨折。

4.Denis-Weber分类　1949年Denis提出一种从病理解剖方面进行踝关节骨折脱位的分类方法，1972年Weber等对这种分类方法进行了改进。该分类法主要是根据外踝骨折部位以及与下胫腓联合、胫距关节之间的关系（图7-3-5）。此法分类比较简单，但不能反映出踝关节损伤的严重程度。

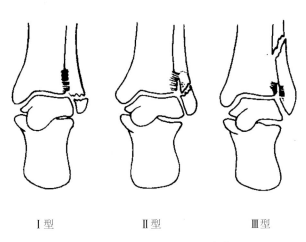

Ⅰ型　　　　Ⅱ型　　　　Ⅲ型

图7-3-5　Denis-Weber分类

Ⅰ型：主要是由于距骨的内翻外力所致。外踝骨折线在低于胫距关节（也可为外踝撕脱骨折或为外踝韧带损伤），下胫腓联合和三角韧带未损伤。如同时合并有内踝骨折，多为近乎呈垂直的斜形骨折线。也可发生胫骨下端内后侧骨折。

Ⅱ型：主要是由于距骨的外旋外力所致。外踝在下胫腓联合平面发生骨折，可伴有内踝骨折或三角韧带损伤或出现胫骨下端后外侧骨折。下胫腓联合有50%损伤的可能性。

Ⅲ型：腓骨骨折线高于下胫腓联合水平，个别病例也可以没有腓骨骨折。此型均有下胫腓联合损伤，内侧伴有三角韧带损伤或内踝撕脱骨折，也可以发生胫骨下端后外侧骨折。此型又分为两种：单纯外展应力引起者，外踝骨折线位于下胫腓联合上方；如外展与外旋联合应力引起者，多为腓骨中下1/3骨折。

三、治疗 ■■■

（一）固定材料

两块长方形硬纸夹板，由4～6层纸板组成。先根据患肢的长度将硬纸夹板叠好，剪成长方形，长度约为30cm、宽度为10～12cm，近端至小腿中上1/3，远端超踝达足底。两块纸夹板的下端都斜行剪去一个角，修成光滑的圆弧曲线，表面浸湿后将纸夹板下端剩余的一个角弯曲成耳状面。将纸夹板其余的各个角修剪成圆弧状，以免损伤皮肤（图7-3-6）。

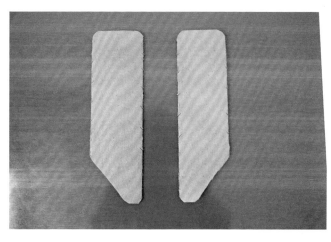

图7-3-6　踝关节夹板

（二）手法整复

对于无移位的骨折和裂纹骨折，无须复位，仅用纸夹板固定即可。有移位骨折应行手法复位纸夹板固定。

手法复位适应证：①损伤2周内的闭合性Ⅱ度以上的旋后外旋型关节骨折，超过2周者手法复位较困难；②后踝关节面不超过胫骨下关节面的1/3以上者。

手法复位禁忌证：①开放性骨折脱位；②无移位骨折；③陈旧性骨折脱位者；④距骨内侧脱位；⑤后踝骨折超过胫骨下关节面的1/3以上骨折脱位；⑥外踝严重粉碎性骨折；⑦伴有骨肿瘤或骨结核者；⑧垂直压缩性骨折脱位。

临床上根据Lauge-Hansen分类法中的不同类型进行手法整复。

（1）对于骨折同时伴有距骨后外侧脱位者，如Lauge-Hansen分类法中的旋后外旋型、旋前外旋型、旋前外展型，可用四步正踝法进行复位，即"提压→旋翻→背伸→扣挤"四个分步手法连贯应用（图7-3-7）。

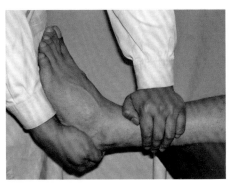

①提压

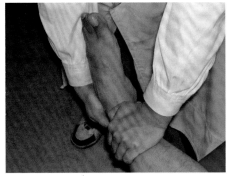

②旋翻

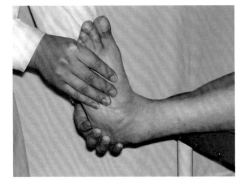

③背伸

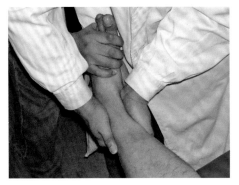

④扣挤

图7-3-7　四步正踝手法操作步骤

患者仰卧，微屈膝屈髋，稍外旋患肢，患足伸出床尾。助手双手握持小腿，医生面向患足，立于床尾，一手掌把持踝上胫前，一手掌托握足跟。

①提压：医生两手向相反方向略加牵引后，握踝上胫前之手下压，托握足跟之手上提，双手相对用力，即可纠正距骨后脱位，并可借助后方关节囊牵拉后踝骨折块下移复位。

②旋翻：在保持提拉的状态下，顺势将跟骨内翻30°，前足内旋20°，将向后外侧脱位的距骨复位的同时，距骨可推挤内踝复位，并通过腓侧韧带的牵拉带动，使向后外侧旋转移位、腓侧移位的外踝复位。

③背伸：保持内旋内翻位，医生一手握患者小腿，另一手握足底，背伸踝关节10°，即可纠正内踝的分离移位，同时进一步利用踝后侧关节囊的紧张，使向后侧脱位的后踝复位。

④扣挤：在助手保持复位位置状态下，医生用两手掌紧贴于内外两踝，相对用力，反复扣挤，纠正下胫腓联合分离。

四个分步手法操作完成后，以摸法触摸骨端检查骨折端是否平复，再以推按手法纠正内外踝骨折块的残余移位即可。

（2）对于Lauge-Hansen分类法中的旋后－内收型骨折可用如下方法整复。

患者仰卧，患足伸出床尾，一助手站于患肢外侧，双手握持小腿近端，另一助手双手固定足前部及足跟，医生立于患肢的外侧。

①牵引：在踝关节跖屈位，顺原来畸形方向两助手徐徐用力，相对拔伸牵引。

②翻转：医生一手握踝上，另一手掌推拉足内侧，将患踝外翻，矫正内翻畸形。

③扣挤：医生两手掌在踝关节的内外相向归挤，使内外踝骨折进一步复位。

最后一手拇指将内踝用力向远端推按，同时触摸骨折端是否平复。

（3）对于Lauge-Hansen分类法中的垂直压缩型复位方法如下：患者仰卧，稍屈膝屈髋，稍外旋患肢，患足伸出床尾。助手双手握住小腿远端，医生双手握住足踝，对向用力牵引，纠正骨折断端的压缩，同时以推按、捺正手法纠正折块移位，最后反复做踝关节的屈伸动作以使踝关节面平整，最后医生双手归挤内外踝，复位完毕。

（三）骨折固定

1.旋后外旋型、旋前外展型、旋前外旋型骨折采用小腿超踝内翻位纸夹板固定。

助手维持踝关节内翻位，先在踝及小腿下端内衬绷带，均匀包扎绷带2~3层，然后放置棉压垫。在外踝下方的跟骨侧面放置一厚棉垫，在跟骨内侧面、踝及小腿远端内侧放置一大块厚棉垫。将两块纸夹板分别置于小腿的内外侧，剪去一角的斜形光滑圆弧向前，以适应踝前足背的外形。夹板内衬相应大小的厚棉垫，将患肢固定于踝关节内翻位置。如有后踝骨折者，除了要踝关节内翻外，还要同时固定于背伸位。内外两块纸夹板呈一圆筒状包绕小腿及踝关节，在夹板的外面均匀缠绕绷带8~10层，要将夹板的两端都包埋在绷带内（图7-3-8）。

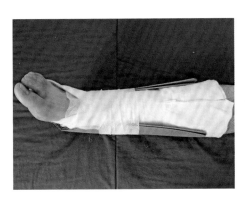

①夹板放置上面观

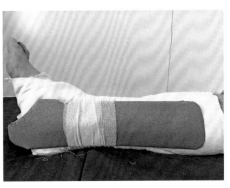

②夹板放置侧面观

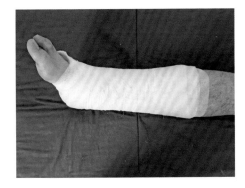

③固定后上面观

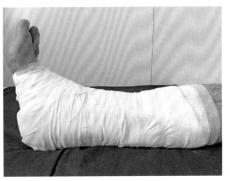

④固定后侧面观

图7-3-8　踝关节硬纸夹板固定

2.旋后内收型骨折采用小腿超踝外翻位纸夹板固定。

助手维持踝关节外翻位，先在踝及小腿下端内衬绷带，均匀包扎绷带2～3层，然后放置棉压垫。在内踝下方的跟骨侧面放置一厚棉垫，在跟骨外侧面、踝及小腿远端外侧放置一大块厚棉垫。将两块纸夹板分别置于小腿的内外侧，剪去一角的斜形光滑圆弧向前，以适应踝前足背的外形。夹板内衬相应大小的厚棉垫，将患肢固定于踝关节外翻位置。内外两块纸夹板呈一圆筒状包绕小腿及踝关节，在夹板的外面均匀缠绕绷带8～10层，要将夹板的两端都包埋在绷带内。

（四）功能锻炼

骨折固定后即可进行股四头肌收缩练习和跖趾关节的伸屈活动，在骨折固定4～5周后，骨折断端相对稳定，可打开外固定行踝关节周围软组织手法治疗以理顺筋络，手法宜轻柔，不要做大幅度的屈伸和内外翻踝关节活动。骨折固定6～8周即可达到临床愈合，拆除夹板后可以适当做踝关节屈伸和内外翻活动，可以扶双拐逐步练习部分负重站立行走和下蹲锻炼。

四、典型病例 ■■■

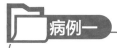 病例一

俞某，男，62岁，主因"右踝扭伤后肿痛畸形、活动受限6小时"于2006年3月10日来我院就诊。查体：踝关节明显肿胀、畸形，内外踝压痛阳性，可触及明显骨擦音。X线片示：右侧三踝骨折，内踝骨折线为横形，位于胫距关节面水平之下，外踝骨折线由后上斜向前下，后踝骨折块约占胫距关节面的1/5，并略移位，距骨向外侧半脱位，下胫腓关节间隙明显增宽（图7-3-9）。

诊断：右踝关节骨折（旋后外旋型Ⅳ度）。

治疗：患者平卧在诊床上，右下肢略屈髋屈膝，以放松小腿三头肌，有利于后踝及距骨的复位，一助手握住患者小腿的近端，医生左手托住后踝，右手握住前足部，徐徐用力稍作牵引，然后采用"提压→旋翻→背伸→扣挤"四步正踝手法，四个步骤手法依次有序、连贯

施用，复位过程中可明显听见复位"咔嚓"声，踝部畸形纠正，复位后进行骨折硬纸夹板外固定踝关节于背伸内翻内旋位。在固定过程中，首先两个助手保持复位位置，把持骨折远端的助手要始终保持右足背伸内翻内旋位，在内踝上方和外踝下方放置大小合适的厚棉垫，在跟腱的两侧填充厚薄适宜的棉垫，然后在胫腓侧分别放置硬纸夹板，内衬以棉花，确保夹板下方无空虚感。最后用绷带进行固定。复位后复查X线片显示骨折对位、对线良好（图7-3-10）。复位固定5周后拍片显示骨折对位良好，将踝关节改为中立位固定，复位固定8周后骨折完全愈合，拆除外固定进行锻炼，骨折12周后踝关节功能恢复正常（图7-3-11）。

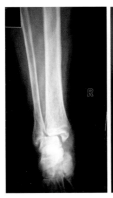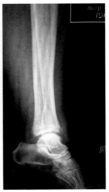

图7-3-9　右踝关节骨折
（旋后外旋型Ⅳ度）复位前

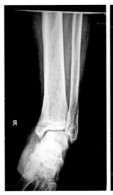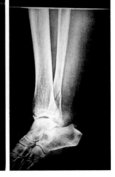

图7-3-10　右踝关节骨折
（旋后外旋型Ⅳ度）复位后

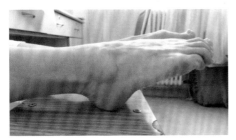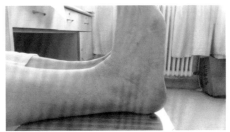

图7-3-11　右踝关节骨折（旋后外旋型Ⅳ度）
12周后，踝关节功能活动恢复

　　王某，女，48岁。主因"右踝摔伤后肿痛、活动受限1小时"来我院就诊。查体：右踝明显肿胀，内外踝局部可触及骨擦音和异常活动，压痛明显。右足五趾活动正常，右下肢皮肤感觉正常，足背动脉搏动清。右踝正侧位X线片示：右内、外踝骨折，内踝骨折块略向近端移位，骨折线由距骨内上斜向外下，外踝尖端可见撕脱性骨折块（图7-3-12）。

　　诊断：右踝关节骨折（旋后内收型Ⅱ度）。

　　治疗：诊断明确后即予以手法复位，纸夹板外固定。患者仰卧，患足伸出床尾，一助手站于患肢外侧，双手握持小腿近端，另一助手双手固定足前部及足跟，医生立于患肢的外侧。先在踝关节跖屈位，顺原来畸形方向两助手徐徐用力，相对拔伸牵引。然后医生左手握踝上，右手掌推拉足内侧，将患踝外翻，矫正内翻畸形的同时将略向上移位的内踝骨折块复位。最后，医生两手掌在踝关节的内外相向归挤，复位完毕。复位后由助手维持踝关节略外翻位，安放内外侧两块纸夹板。在患肢的小腿及踝部内衬绷带，均匀包扎绷带2~3层，在踝部凹陷的地方垫上厚棉垫，采用剪去下端一角的内外侧两块长方形纸夹板超踝关节固定。夹板的长度为30cm。纸夹板上端平小腿中上1/3，下端超踝关节至足底。将两块纸夹板分别置于小腿的内外侧，剪去一角的斜形光滑圆弧向前，以适应踝前足背的外形。夹板内衬略大于其的厚棉垫，将患踝固定于踝关节略外翻位。内外两块纸夹板呈一圆筒状包绕小腿及踝关节，在夹板的外面均匀缠绕绷带。患肢固定后拍摄右踝关节正侧位X线片复查骨折解剖复位（图7-3-13）。

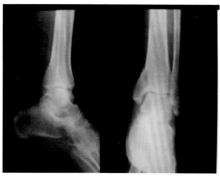

图7-3-12　右踝关节骨折
（旋后内收型Ⅱ度）复位前

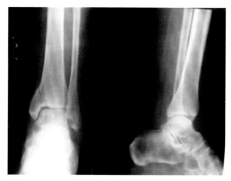

图7-3-13　右踝关节骨折
（旋后内收型Ⅱ度）复位后

复位固定后内服药按骨折三期辨证治疗。

纸夹板外固定3天后在X线透视下复查，骨折对位对线良好。以后每隔1周门诊定期复查，调整外固定的松紧度，复查时如发现外固定松动，不松解外固定物，在原有固定外另加绷带缠绕，加压绑缚。每隔2周拍片复查1次。固定后即指导患者练习足及五趾的屈伸活动，以及股四头肌主动肌肉收缩活动。8周拍X线片见骨折线模糊，有骨痂形成，拆除纸夹板外固定，练习踝关节的屈伸活动，扶拐患肢逐渐负重行走，配合中药熏洗以舒筋活络，滑利关节。12周后右踝关节功能基本恢复正常。

五、专家点评 ■■■

（一）关于骨折的复位

踝关节骨折是骨伤科最常见的骨折之一，属于关节内骨折，由于踝关节需承受全身重量，需要有良好的稳定性和灵活性，处理不当，会对踝关节功能造成严重影响，易出现踝关节不稳、创伤性关节炎等严重并发症，因而治疗要求尽可能达到解剖复位，尤其是关节面的复位要求更高，以确保良好的关节功能。

闭合性踝关节骨折首诊拍片明确骨折分型后，无论骨折是否考虑需要手术，都要第一时间争取闭合复位，即使未到达复位标准，也可通过改善肢体畸形、骨折断端的大部分对位可减少髓腔出血达到有效消肿的目的，为有可能的手术创造良好的皮肤条件。此外，畸形的改善也可避免骨端顶压皮肤而出现皮肤压迫性坏死。

（二）对手法复位机制分析

根据骨折的不同分型，按照逆损伤机制进行整复。

1.旋后外旋型

（1）应用"四步正踝法"整复踝关节旋后外旋型Ⅳ度骨折脱位是我院的特色手法。整复时，要视踝关节为统一的整体，对三踝骨折不应将内、外踝或后踝视为单个骨折逐个整复，而要将其视为对远近两个骨折端的整复手法，虽人为地分为四步，但具体操作时，是连贯的，一气呵成，而不能将其视为单个手法的叠加。

（2）该手法操作按照"提压→旋翻→背伸→扣挤"顺序进行，首先医生两手分别把持小腿下端和足跟，相对略做牵引后，握胫前之手下压，托握足跟之手上提，双手相对用力，即可纠正距骨后脱位，距骨复位的同时可借助后侧关节囊牵拉后踝骨折块下移复位，然后顺势将踝内旋内翻30°，前足内旋20°，依据距骨体内侧面与内踝关节面相对合的解剖关系，在距骨复位后，内翻距骨或距下关节带动内翻足跟即可推顶内踝复位；另外，外踝骨折的复位，可借助下胫腓联合后韧带牵拉后踝进一步复位，保持踝关节内翻内旋位，背伸踝关节10°，即可进一步纠正后踝的残余移位，并使内踝分离移位复位，最后助手保持内翻背伸复位状态，医生用两手掌紧握于内外两踝，相对用力，反复扣挤，进一步纠正下胫腓联合分离。

（3）该手法的复位机制是通过首先纠正距骨的后脱位和后踝的后上方移位，将三踝骨折变为二踝骨折，这样有利于内外踝骨折的复位。向外（或后外）脱位的距骨首先还纳于踝穴中，这是带动外踝和（或）推挤内踝复位的基础。距骨复位的手法操作是"提压"和"内翻"，提压手法可使后脱位的距骨向前滑入踝穴，内翻手法可使外侧脱位的距骨向内滑入踝穴。

（4）"四步正踝法"对Ⅱ度、Ⅲ度骨折复位效果较好。对Ⅳ度骨折的外踝和后踝复位效果好，但部分病例内踝骨折可遗留少许分离移位，不影响踝关节功能。四部正踝法操作时可有针对性地进行：①Ⅱ度骨折，外踝骨折伴有距骨外侧脱位者，单独采用旋翻手法。②Ⅲ度骨折按照提压、旋翻、扣挤的顺序采用手法。③Ⅳ度骨折，按照提压、旋翻、背伸、扣挤的顺序采用手法。

2.旋后内收型　旋后内收型骨折的内踝多为斜向内上方的骨折并向近端移位，腓骨远端为横形撕脱骨折，手法复位时将踝关节用力外翻，通过内侧三角韧带的牵拉使内踝复位，腓骨撕脱骨折在踝关节外翻体位下多可复位。

3.旋前外展型和旋前外旋型　此两型骨折在损伤机制和影像学表现上颇为相似，故复位手法相似，均是采用提压、内翻的复位动作，所不同的是旋前外旋还要在最后将前足内旋以复位向外侧移位的腓骨斜形骨折。

4.垂直压缩型　该型骨折是纵向垂直暴力导致，复位时要利用"筋能束骨"的原理，纵向对抗牵引和归挤手法，并通过屈伸踝关节纠正胫骨远端的分离移位和关节面的不平整。

（三）关于骨折固定

1.垂直压缩型骨折复位后采用踝关节中立位固定；旋后内收型骨折复位后要固定在踝关节外翻位；旋后外旋型、旋前外旋型、旋前外展型骨折复位后要固定在内翻位。特殊体位固定的骨折要在固定5~6周，骨折初步愈合时，改为中立位固定。

2.对于旋后外旋型骨折，骨折复位后采用超踝关节小腿内外侧两块硬纸夹板外固定。踝关节要固定于内翻内旋背伸10°位，因为距骨前宽后窄，背伸位固定，可保持踝穴应有的宽度，防止踝穴过窄，影响日后关节功能恢复。另外，背伸位固定也可防止内踝重新出现分离移位，骨折纤维愈合。踝关节背伸位固定较为复杂，需行"8"字缠绕固定，该体位固定5周左右踝关节改为中立位固定，8周左右根据骨折愈合情况拆除外固定进行功能锻炼。

3.无论何种分型骨折，踝关节固定时都不要置于跖屈位，以免长时间固定后跟腱挛缩，骨折愈合后的踝关节功能恢复出现困难。

4.骨折复位外固定后复查要及时，尤其对于三踝骨折。如旋后外旋型Ⅳ度骨折等不稳定骨折，踝关节内、外、后侧软组织损伤严重，局部创伤反应性肿胀明显，手法复位夹板外固定后如不及时调整外固定的松紧度，极有可能造成肿胀消退后外固定的失效，骨折出现再移位、距骨出现半脱位，尤其是后踝骨折块较大者。

5.骨折外固定时，夹板下方要以棉垫充填饱满，不能有空虚之处，尤其是内踝上方、胫骨前内侧和外踝上下方以及跟腱的两侧，否则由于压力不均衡，在这些地方将出现严重的张力性水疱。夹板下的衬棉薄厚应适当，既要避免过薄发生夹板下的压疮，也要防止过厚导致夹板的固定效果降低。

（四）关于内踝骨折复位的评价

踝关节骨折中的内踝骨块多数比较完整，骨折线多呈横线，位于胫距关节面水平且有分离移位，如果内踝尖高于外踝尖，且分离移位小于2mm，一般不会影响骨折的愈合。如分离移位较多，将会出现纤维愈合，对于活动要求不高的老年人尚可，但是对于活动较多的青壮年则不允许。因此，如果内踝骨折复位不良，应考虑为撕脱的三角韧带或骨膜嵌入骨折间隙阻碍了骨折复位，强行复位难度较大，必要时可予手术治疗。

（五）关于踝关节的功能锻炼

踝关节骨折复位固定后即抬高患肢、活动五趾，以利消肿，同时开始进行股四头肌的等长和等张肌肉训练，以主动绷大腿肌肉和直腿抬高练习为主，防止出现下肢肌肉萎缩和下肢深静脉血栓。待骨折愈合，拆除外固定后要增加练习踝关节屈伸活动锻炼，可在主动屈伸练习的同时，配合主动下蹲、弓箭步等练习。功能锻炼期间，踝关节会出现肿胀情况，这是下肢静脉回流重建过程中的必然现象，卧床抬高患肢即可消肿。不必因担心肿胀发生而中断或放弃踝关节功能锻炼。

第四节　跟骨骨折

一、概述 ■■■

跟骨骨折是足部常见的骨折，多见于青壮年。跟骨是最大的跗骨，其形状为不规则的长方形。前部窄小，后部宽大。跟骨上面有三个关节面，后关节面最大、中关节面位于载距突上，有时与前关节面相连。这些关节面分别与距骨底面的关节面形成关节。跟骨前端有一关节面，与骰骨形成关节，成为足纵弓之外侧部分。跟骨内侧有一隆起，名载距突，支持距骨颈，也是跟舟韧带的附着处。跟舟韧带很坚强，支持距骨头，并承载体重。正常足底负重是在跟骨底、第1跖骨头和第5跖骨头三点组成之负重面上。跟骨和距骨组成足内外侧纵弓的共同后臂，负担60%的重量。距骨的形态和位置对足弓的形成和负重有极大的影响。通过跟距关节还可使足内收或外展，以适应在凹凸不平的道路上行走。跟骨结节为跟腱附着处，腓肠肌、比目鱼肌收缩，可做强有力的跖屈动作。若跟骨结节上移可造成腓肠肌的松弛，使踝关节有过度的被动背伸动作，从而妨碍足跟与足趾的正常功能。跟骨结节上缘与跟距关节面成30°～40°的结节关节角（Bohler角），为跟距关节的一个重要标志，跟骨压缩性骨折后，常导致结节关节角的角度变小，致使跟腱力弱，在步态中引起提踵困难。跟距关节遭受破坏者，后果较严重，因此必须早期适当处理，跟距关节面不平可导致创伤性关节炎。

二、诊断与分型 ■■■

（一）诊断

本病有高处坠落、足跟着地跌伤病史，好发于青壮年，老年患者多为严重粉碎骨折。伤后跟部疼痛、肿胀、瘀斑及压痛明显，患跟不敢触地，足跟部横径增宽，严重者足弓塌陷呈扁平足，后跟增宽或外翻畸形。跟骨侧、轴位X线片可明确骨折类型、程度和移位方向。

（二）分型

跟骨骨折的分类方法很多，目前常用的是根据骨折线在侧、轴位X线摄片上的表现而分为不波及跟距关节面（图7-4-1）和波及跟距关节面骨折（图7-4-2）两类。

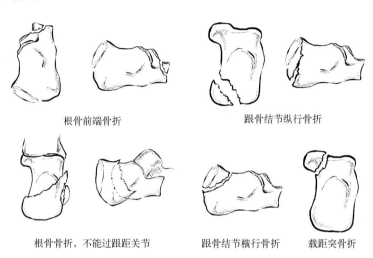

根骨前端骨折　　　　　　　　跟骨结节纵行骨折

根骨骨折，不能过跟距关节　　跟骨结节横行骨折　　载距突骨折

图7-4-1　不波及跟距关节面的跟骨骨折

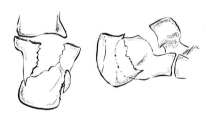

跟骨骨折并有跟距关节外侧脱位

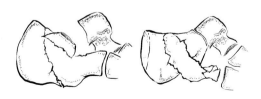

跟骨骨折，全跟距关节塌陷

图7-4-2　波及跟距关节面的跟骨骨折

1.不波及跟距关节面的跟骨骨折

（1）跟骨前端骨折：由前足强力扭转所致，极少见。

（2）跟骨结节纵形骨折：从高处坠下，跟骨在足外翻位时，结节底部触地引起。骨骺未闭合前，结节部触地，则成跟骨结节骨骺分离。

（3）接近跟距关节的骨折：为跟骨体骨折，骨折线斜行，从正面观骨折线由内后斜向外前，但不通过跟距外侧的关节面。可有跟骨体增宽及跟骨结节角减少。

（4）跟骨结节横形骨折：又名"鸟嘴"形骨折，是跟骨撕脱骨折的一种。撕脱骨块小，可不影响或较少影响跟腱功能；骨折块较大且向上倾斜移位时，则严重影响跟腱功能。

（5）载距突骨折：由于足处于内翻位，载距突受距骨内侧下方的冲击而致，一般较少见。

2.波及跟距关节面的跟骨骨折

（1）跟骨外侧跟距关节面塌陷骨折：与接近跟距关节的骨折相似，只是骨折线通过跟距关节外侧，亦因重力使跟骨外侧跟距关节面塌陷。因关节面塌陷严重而关节面粉碎，跟骨结节上移和跟骨体增宽。

（2）跟骨全部跟距关节面塌陷骨折：此型最常见，跟骨体部因受挤压完全粉碎下陷，跟骨体增宽，跟距关节面中心塌陷，跟骨结节上移，体部外翻，跟骨前端亦可能骨折，骨折线波及跟骰关节。

三、治疗

1.固定材料 采用患足跖屈位足跟部"凸"形纸夹板固定。硬纸夹板由4～6层纸板折叠组成。先将硬纸夹板叠成长方形，长度为15～18cm、宽度为10～12cm。将纸夹板剪成"凸"形，纸夹板的四周斜行剪去边角，并修成光滑的圆弧曲线，表面浸湿后将"凸"形纸夹板的底边弯曲成弧状备用（图7-4-3）。

2.手法整复 裂纹骨折或骨折无明显移位者，无须整复，仅用纸夹板固定即可。

跟骨结节骨折纵行骨折，如移位不大，无须整复，用纸夹板固定即可。如骨折块较大，结节关节角变小者，必须整复后足跖屈位纸夹板外固定，具体手法如下（图7-4-4）。

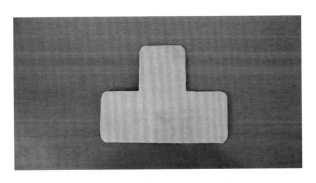

图7-4-3　跟骨骨折凸形纸夹板

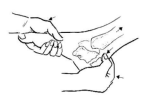

①拔伸牵引

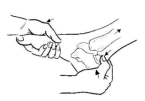

②拔伸同时进一步推按

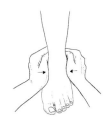

③对向扣挤足跟

图7-4-4　跟骨骨折的复位手法

（1）牵引：患者仰卧，微屈膝。医生一手握住前足，另一手握住足跟，拇指及食指置于跟骨结节之上，使患足成跖屈位。助手双手握住患肢小腿远端。医生和助手相对用力拔伸牵引，握持足跟之手通过向远端的拔牵，可使向上移位的跟骨结节复位，并同时恢复跟骨结节关节角。

（2）推按：医生在拔伸牵引的同时，可用拇指和食指从两侧用力向下推按跟骨结节的骨折块，使之复位。如载距突有骨折移位时，用推按的手法可使之复位。

（3）扣挤：医生用两手交叉于足跟底部，用两手掌的鱼际相对扣挤跟骨内外两侧，以纠正跟骨体增宽。同时向下牵拉，以进一步恢复正常之结节关节角。在扣挤跟骨体同时，可双手掌相对用力夹住跟骨体左右摇摆，以松解交锁，直至骨擦音逐渐消失。

3.骨折固定　复位后由助手维持患足跖屈位。先在足跟及踝部内衬绷带，均匀包扎绷带2~3层，然后在跟骨两侧放置相应的厚棉压垫，在足背、足底及足跟后和跟腱后方放置厚棉垫。将弯曲后的"凸"形纸夹板置于足跟，从跟骨的后方包绕两侧足跟和跟骨结节。跟骨两侧的棉垫要稍厚，通过绷带固定纸夹板，从两侧对向加压（图7-4-5）。在夹板的外面均匀缠绕绷带8~10层，要将夹板的两端都包埋在绷带内，保持患足在足跖屈位（图7-4-6）。跖屈位固定4周后，改为中立位固定。

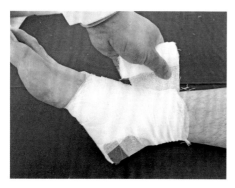
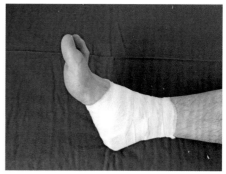

图7-4-5　纸夹板的安放位置　　　　图7-4-6　纸夹板固定后

4.功能锻炼　跟骨骨折复位后立即开始做膝关节及足趾的屈伸活动。固定6~8周后，可根据骨折愈合情况拆除纸夹板，行锻炼足部的活动，并开始进行患肢不负重行走，然后在骨折后10周左右逐渐过渡到负重行走。如骨折严重，结节关节角明显变小或骨折线波及距下关节面关节塌陷，开始负重的时间要相对延长，可在12周后根据骨折愈合情况酌情开始练习逐渐负重行走。解除夹板后，在患踝功能锻炼时，配合应用活血化瘀、舒筋活络、消肿止痛的中药熏洗，有利于患足功能的恢复。

四、典型病例 ■■■

病例

张某，男，45岁。主因"右足跟伤后肿痛、活动受限1天"来我院就诊。查体：右足跟及踝部肿胀明显，局部可见片状瘀斑，压痛明显，患足跟不敢触地，右踝关节活动受限，足跟部横径增宽约1cm。右足五趾活动正常，皮肤感觉正常，足背动脉搏动清。右跟骨侧轴位X线片显示：右跟骨骨折，骨折线由前上斜向后下至跟骨结节下方，骨折线累及距下关节面，跟骨结节下方可见跟骨粉碎折块，轻度移位，跟骨体略增宽，跟骨结节关节角约为30°（图7-4-7）。

诊断：右跟骨粉碎性骨折。

治疗方法：诊断明确后即予以手法复位，患足跖屈位纸夹板外固定。患者仰卧，微屈膝。医生一手握住前足，另一手握住足跟，拇指及食指置于跟骨结节之上，使患足成跖屈位。助手双手握住患肢小腿远端。医生和助手相对用力拔伸牵引1～2分钟，医生在拔伸牵引的同时，用拇指和食指从两侧用力向远端以推、按等手法整复跟骨结节的骨折块，使之复位。然后医生两手十指交叉，用两手掌的鱼际相对扣挤跟骨内外两侧，以纠正跟骨体增宽。在扣挤跟骨体同时，可双手掌相对用力夹住跟骨体左右摇摆，以松解交锁，直至骨擦音逐渐消失，复位完毕。复位后由助手维持患足跖屈位，安放"凸"形纸夹板。先在患足跟部及踝部内衬绷带，均匀包扎绷带2～3层，然后在跟骨两侧放置相应的厚棉压垫，在足背、足底及足跟后和跟腱后方放置厚棉垫。将弯曲后的"凸"形纸夹板置于足跟，从跟骨的后方包绕两侧足跟和跟骨结节。跟骨两侧的棉衬垫要稍厚。在夹板的外面均匀缠绕绷带8～10层，通过绷带固定纸夹板，从两侧对向加压，要将夹板的两端都包埋在绷带内。患肢固定后拍摄右足侧轴位X线片复查骨折解剖复位情况，跟骨体增宽恢复如常（图7-4-8）。

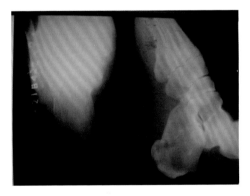 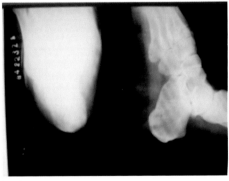

图7-4-7　右跟骨粉碎性骨折复位前X线片　图7-4-8　右跟骨粉碎性骨折复位后X线片

纸夹板外固定3天后在X线透视下复查，骨折对位对线良好。以后每周门诊复查，调整外固定的松紧度，复查时如发现外固定松动，不松解外固定物，在原有固定外另加绷带缠绕，加压绑缚。每隔2周拍片复查1次。固定后即指导患者练习五趾的屈伸活动，以及股四头肌主动肌肉收缩活动。跖屈位固定4周后，改为踝关节中立位固定。8周拍X线片见骨折线模糊，局部无压痛，拆除纸夹板外固定，练习踝关节的屈伸活动，并配合中药熏洗以舒筋活络，滑利关节，扶拐患肢不负重行走。10周后练习患足逐渐负重行走，14周后弃拐行走，右足功能基本恢复正常。

五、专家点评 ■■■

1.跟骨骨折的受伤机制分析　跟骨骨折的致伤暴力主要是间接暴力，如垂直压缩力、足内外翻力、撕脱应力。其中大多数的跟骨骨折多由高处跌下、足部着地，足跟遭受垂直冲击而致。从高处坠下或跳下时，足跟先着地，身体重力从距骨下传至跟骨，跟骨被压缩或劈开；足内翻应力可造成跟骨前端骨折，外翻应力可导致载距突骨折或跟骨结节的垂直骨折；亦有少数因跟腱牵拉而致撕脱骨折，即跟骨结节横形骨折（又名"鸟嘴"形骨折）。造成跟骨骨折的垂直压缩暴力常可导致足纵弓塌陷，结节关节角减小，甚至变负角，从而减弱了跖屈的力量和足纵弓的弹簧作用（图7-4-9）。

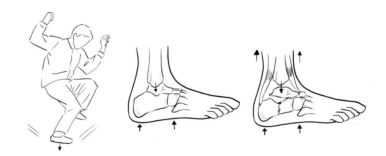

图7-4-9　跟骨骨折发病示意图

2.关于骨折诊断及早期处理的注意事项　跟骨骨折一般诊断不困难，对于因坠落所致脊柱损伤者应常规检查跟骨以防漏诊。早期急诊处理当用厚实的绷带加压包扎，防止水疱的发生，若有开放伤口或发生水疱，可先期处理伤口及水疱，然后争取在1周内复位。

从高处坠下，如足跟部先着地，或继而臀部着地，脊柱前屈，暴力沿脊柱传递，还可引起脊椎压缩性骨折、颅底骨折及颅脑损伤，所以诊断跟骨骨折，应常规询问和检查脊柱和颅脑的情况，以防漏诊和误诊。

X线摄片对识别骨折类型很重要，从侧位片可观察原发骨折线、骨折块和外侧密质骨的关系，距骨下关节的脱位情况。跟骨轴位片能显示载距突以及骨片侧方移位情况。

3.跟骨骨折治疗原则　跟骨骨折治疗的主要目的是恢复跟骨结节角，尽量恢复跟距关节面平整，矫正跟骨体增宽，并力争在24～48小时内复位。

（1）不波及跟距关节面的骨折大多数可以采用非手术治疗。手法复位后，用纸夹板固定6～8周，然后开始锻炼。鸟嘴状骨片分离者若手法复位失败可做切开复位内固定，或经皮穿针整复内固定，鼓励早期锻炼踝关节屈伸。

（2）波及跟距关节的骨折，若无明显移位按不波及跟距关节面的骨折处理方法治疗。若后、内侧部分塌陷或旋转，手法整复比较困难，应切开复位或经皮钢针撬拨，恢复关节面的平整及结节关节角，用钢针行内固定，防止塌陷，外用石膏固定。对于严重粉碎骨折，如年龄较大可先以手掌塑捏成型，再用夹板固定于跖屈位，然后早期进行功能锻炼，模造关节，以利踝足部功能最大限度的恢复。

4.骨折手法复位的操作要点　手法复位应稳、准、细。主要复位手法有拔伸牵引、推按和扣挤。应用拔伸牵引手法时可摇晃足跟，松解骨折断端的嵌插。通过拔伸前足和足跟，可将向上移位的跟骨结节复位，并恢复结节关节角。最后要用力对向扣挤足跟，纠正跟骨体增宽。对于跟骨粉碎严重、关节面塌陷、移位明显者，整复时在应用拔伸牵引和扣挤手法的同时，应反复做足跟的屈伸摇晃，以使距下关节在复位中得到模造，进一步纠正残留的移位。

5.关于骨折的固定　以绷带缠绕固定夹板时，要注意足背部衬以棉垫保护，绷带平铺缠绕，用力均匀，以免形成皮肤压疮或压迫足背动脉。为达到将踝部固定为跖屈位的目的，绷带要用"8"字固定法缠绕足踝部进行固定。对于载距突骨折、跟骨前端骨折，可将踝关节固定于中立位。对跟骨结节关节角有影响的骨折，要将患足固定于跖屈位。一般骨折可固定6～8周，如是严重粉碎的骨折，固定时间应相对延长，可固定10～12周。纸夹板固定时，跟骨两侧的纸夹板下要垫厚棉垫，以便在缠绕绷带加压时，可通过侧方棉垫和纸夹板固定时的挤压作用，防止跟骨体在愈合过程中增宽。纸夹板固定4周后可改为中立位固定，以免跟腱发生挛缩。

6.关于功能锻炼　骨折复位固定后即可做膝关节及足趾的屈伸活动。在纸夹板固定期间，患足不负重行走。对于波及距下关节面而且粉碎严重的骨折，下地负重锻炼的时间要相对延后，并利用骨折固定期间的足趾活动，通过关节

203

的自行模造作用而恢复部分关节功能。

7.手术治疗的适应证

（1）波及跟距关节面、关节面塌陷，经手法复位不理想者，可切开复位或采用轴向穿针撬拨复位。

（2）跟骨结节横形骨折，骨折块较大且翻转者，可切开复位。

（3）跟骨结节撕脱骨折，且有明显移位者，应切开复位螺丝钉内固定。

（4）陈旧性骨折，如后遗严重跟痛症、步行困难，可做三关节融合。

8.跟骨骨折的并发症及处理

（1）跟骨体增宽。本症多见于垂直压缩暴力所致的波及跟距关节面的跟骨骨折，主要是前内与后外两块骨折块分离所致，或者是外侧壁骨折后向外突出所致。一般在骨折愈合过程中逐渐明显。如发生跟骨体增宽，可能没有明显的症状，也可能在局部引起明显的压迫症状或者将腓骨肌腱卡压在外踝和骨突之间而引起踝关节活动困难，尤以足做内翻活动时明显。如出现症状，手术切除骨突是可靠的治疗方法。

（2）结节关节角变小。垂直压缩暴力常可导致结节关节角变小，跟腱可因此而变得相对松弛，患者提踵无力或困难。因此，无论是保守治疗还是手术治疗，均要及时恢复正常的结节关节角。能否恢复正常的结节关节角是评价治疗效果的一个重要方面。

（3）外翻扁平足。跟骨体骨折，如向后外侧移位的大块骨折块没有得到复位，在骨折愈合后除了会有跟骨体增宽外还会出现足外翻扁平足，此时距舟关节向内侧明显突出。如引起明显的疼痛症状可做关节融合术。

（4）距下关节创伤性关节炎。对于波及距下关节的跟骨骨折，如复位不良，距下关节面不平滑可在后期造成创伤性关节炎。如疼痛明显者可行三关节融合术。

9.关于骨折预后　不波及跟距关节面的骨折预后较好，反之预后较差。

跟骨骨折均能愈合，跟距关节遭受破坏，如处理不当可造成扁平足、创伤性关节炎、跟骨体增宽。严重的跟骨粉碎性骨折后期常可出现距下和中跗关节僵硬，或出现行走痛。踝关节跖屈位固定不能超过4周，以免引起严重的跟腱挛缩。

第五节 跖骨骨折

一、概述 ■■■

跖骨骨折是足部最常见的骨折。足部的跖骨为五根并列的小管状骨，也是前足部主要着地处。第1与第5跖骨头与后方足跟构成整个足部主要的三个负重点。五根跖骨间又构成足的横弓。跖骨中以第1跖骨最粗、最短，亦最坚强，负重亦最重要，且较少发生骨折。由于其相互间的联系和接近，除疲劳骨折和第5跖骨基底部骨折外，单独骨折的机会较少。

二、诊断标准与骨折分型 ■■■

依据外伤史、临床表现、查体及X线检查可明确诊断。跖骨骨折因部位较多，没有明确的骨折分型，大体按照骨折部位分型：①跖骨头颈部骨折；②干部骨折；③基底骨折。其中对于第5跖骨基底骨折单提出的分型如下：Ⅰ型为粗隆部撕脱性骨折；Ⅱ型为干骺端与骨干连接部；Ⅲ型为近端骨干应力性骨折。

三、治疗 ■■■

（一）固定材料

1.跖骨干部骨折及颈部骨折

跖骨夹板：硬纸夹板由4层纸板折叠而成，根据患足的大小剪成长方形，规格为10cm×8cm。硬纸夹板的远端应超过跖趾关节，夹板的宽度由第1跖骨缘至第5跖骨缘。背侧夹板抵踝前处修剪成内凹的圆弧状。下方硬纸夹板根据足底形状适当修剪，两块夹板的四个边角均修剪成圆弧状，表面浸湿备用（图7-5-1）。

2.第5跖骨基底部骨折

跖骨基底"U"形板：由4层纸板折叠而成，根据患足的大小剪成长方形，

"U"形硬纸夹板的远端至第5跖骨颈，近端达外踝下。斜行剪去邻近外踝的硬纸夹板的一个角。其余边角均修剪成圆弧状，表面浸湿后弯曲成"U"形（图7-5-2）。

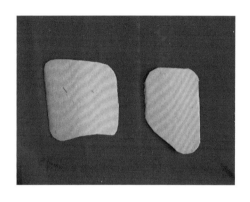

图 7-5-1　跖骨夹板

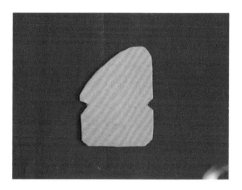

图 7-5-2　跖骨基底"U"形板

（二）手法整复

患者仰卧，患足伸出床尾。

1. 跖骨颈骨折　先牵引骨折部对应足趾，以矫正成角畸形及重叠移位，同时另一手的拇指从足背部推压骨折成角处向足底，使其复位。

2. 跖骨干骨折　一手的拇指、食指牵引骨折部对应足趾，以矫正成角畸形及重叠移位，同时另一手的拇指、食指从足底和足背部推压骨折断端矫正跖背侧方移位。如残留内外侧方移位，可在保持牵引下，在跖骨之间以拇指、食指二指用夹挤分骨法使其复位。

3. 第5跖骨基底部骨折　以拇指触摸到骨折块后向前内侧推顶。

4. 跖骨疲劳骨折　此型骨折一般没有移位，无须手法复位。

（三）骨折固定

跖骨不同部位骨折在整复后以硬纸夹板固定（图7-5-3）。无移位或轻度移位跖骨骨折仅用硬纸夹板固定4周。移位明显骨折固定5～6周。夹板固定时绷带缠绕时要通过踝上和前足行"8"字固定法，以保证固定后夹板牢靠，不易脱落。

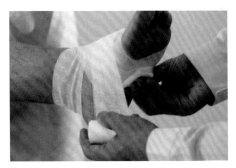

①跖骨骨折棉压垫放置位置

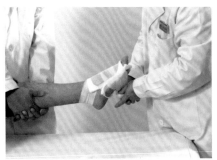

②跖骨干骨折两块夹板固定

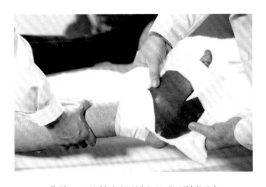

③第5跖骨基底部骨折"U"形板固定

图7-5-3　跖骨骨折夹板外固定

（四）功能锻炼

骨折复位硬纸夹板固定后即可开始做足趾屈伸活动，拆除夹板后试行扶拐不负重行走锻炼，根据骨折愈合情况酌情增加负重力量，同时继续锻炼五趾及踝关节屈伸活动。

四、典型病例 ▪▪▪

病例

叶某，男，25岁。主因"摔伤右足肿痛、活动受限3小时"来我院就诊。查体：右前足肿胀，第2~4跖骨颈处压痛明显，可触及骨擦音和异常活动，足趾活动受限。右下肢皮肤感觉正常，足背动脉搏动正常。右足正斜位X线片显示：第2跖骨干骨折，无明显移位，第3、4跖骨颈骨折，断端侧方移位，跖骨头轻度旋转，骨折断端向背侧成角（图7-5-4）。

诊断：右足第2~4跖骨骨折。

诊断明确后即予以手法复位，硬纸夹板外固定。患者仰卧，患足伸出床尾。医生以左手拇指、食指依次夹持患者第2~4足趾，顺势牵引，然后用右手的拇指用力按捺推挤骨折断端向背侧成角处，使骨折复位，再顺着跖骨间以分骨手法分别进行推挤以纠正侧方移位。复位后医生先在前足跖背侧松松缠绕绷带2~3层，然后将内衬厚棉垫的跖背侧两块硬纸夹板分别放好，夹板远端略超跖趾关节，在夹板的外面均匀用力缠绕绷带8~10层。患足固定后拍右足正斜位X线片复查，骨折对位对线良好（图7-5-5）。

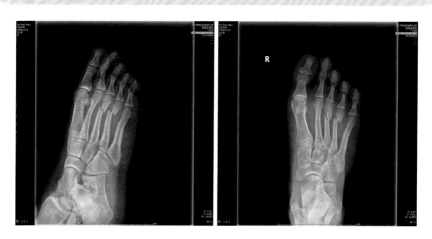

图7-5-4　第2~4跖骨骨折复位前

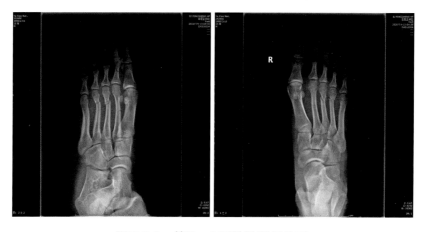

图7-5-5　第2~4跖骨骨折复位后

硬纸夹板外固定3天后复查拍片，骨折对位对线良好。以后每周门诊复查调整外固定的松紧度，复查时如发现外固定松动，不松解外固定物，在原有固定外另加绷带缠绕，加压绑缚。每隔2周拍片复查1次。固定后即指导患者练习踝的屈伸活动以及股四头肌主动肌肉收缩活动。6周拍X线片见骨折线模糊，局部无压痛，拆除硬纸夹板外固定，练习五趾屈伸活动，并配合中药熏洗、手法按摩以舒筋活络，滑利关节，10周患足功能基本恢复正常。

五、专家点评 ■■■

（一）关于骨折诊断

第5跖骨基底部撕脱性骨折应注意与跖骨基底部骨骺未闭合、腓骨长肌腱籽骨相鉴别，后者肿胀，压痛不明显，骨片光滑，规则，且为双侧性。

（二）治疗注意事项

1.跖骨颈骨折，跖骨头多向跖侧移位，如复位不良会导致跖侧压力异常而出现行走疼痛，因而骨折成角移位应尽力纠正。

2.跖骨干骨折，必须恢复其横弓与纵弓的关系。对于斜形骨折或螺旋形骨折者，有一定的短缩移位是可以接受的。对于直接暴力引起的骨折，治疗时应对致伤外力引起的足部皮肤软组织损伤多加注意。

3.第5跖骨基底部骨折，不必强求复位，一般经外固定3～4周即可，即使骨折不愈合也不会引起病残。

4.疲劳骨折，最初的2周内可能虽有疼痛症状，但X线表现无明显异常，此时病史的提供很重要。在3～4周时才可发现骨折迹象。如早期怀疑为疲劳骨折，而X线又尚未证实者，应先按骨折处理，予纸夹板固定制动，待证实为骨折后，应继续制动直到骨愈合。

5.多根跖骨骨折要注意是否同时伴随有足跗骨间的脱位，此为Lisfranc损伤，要高度重视，及时予以复位，必要时可考虑多根钢针内固定治疗。

（三）关于手法复位

跖骨骨折多因重物打击足背、碾压及足内翻扭伤引起。跖骨干骨折因相邻跖骨的支持，一般移位不大。跖骨骨折出现移位的，若不能及时纠正骨折错位，后期造成畸形愈合，将影响负重功能。因此恢复骨折位置及足弓至关重要。治疗前要充分阅读X线片，了解骨折类型及移位情况、折线走行方向，手法复位常采取逆损伤复位法。足部肌筋膜紧张，对于斜行骨折或嵌插骨折复位前要充分牵引，对抗肌筋膜牵拉，再施以相应骨折复位法。骨折复位时拔伸牵引过程要徐缓用力，逐渐加大力量，复位过程中会触摸到骨擦感，对于伴有成角移位者可同时应用按压手法纠正。

（四）关于骨折固定

夹板固定时绷带缠绕不但要在前足环形缠绕，而且要以"8"字缠绕法在踝部进行缠绕，以保证夹板在固定期间不出现松脱滑落。骨折固定早期由于足部肿胀，夹板绑缚过紧可导致足部血液循环受影响，严重者可引起骨-筋膜室综合征，故在夹板固定后要嘱患者将患肢抬高，并观察脚趾的情况，若有伤肢剧痛或出现脚趾发白、紫冷、发麻、动作不灵活时，应随时就医。纸夹板外固定时，要注意背侧纸夹板下应内衬厚棉垫，绑缚松紧要适当，以免在局部形成压疮或对足背动脉形成压迫。固定后应注意对血运和感觉的观察。夹板固定时内层衬棉一定要薄厚适当，注意保护骨突避免压疮发生，尤其对需要在足背部放置分骨垫或压垫的部位，更要注意皮肤保护。对于固定完毕后患者仍诉说不能解释的疼痛要引起高度重视，必要时松开夹板，检查分析引起疼痛的原因，然后重新固定。

（五）关于康复锻炼

足部骨折固定后，长时间不负重可出现足部诸骨的脱钙，出现失用性骨质疏松。何时才能下地负重，取决于损伤的位置，因为第1、5跖骨头为前足部的两个负重点，这两个部位的骨折，不宜早期下地负重，一定要骨折愈合后才可下地逐渐负重。如果是非承重的其他跖骨，可在骨折复位后1周左右，以足跟着地，扶双拐部分负重。

骨折愈合拆除夹板后，则需对局部筋肉萎缩、关节僵硬及早进行康复治疗。手法松解和中药熏洗的效果较好，可滑利关节、松解粘连。手法操作以松动类手法为主，弹拨、归挤、错动等手法应沉稳和缓，切忌暴力。中药熏洗的水温不宜过高，先熏后洗，以皮肤能耐受而又不太烫为宜，熏洗时足趾和踝关节要屈伸活动。

第六节　趾骨骨折

一、概述 ■■■

趾骨骨折为足部常见骨折，多为直接暴力损伤，如重物高处落下直接打击足趾，或走路时踢及硬物等。趾骨分为近节、中节及远节趾骨。趾骨之间为关节囊及韧带连接，是除踝关节以外足部活动度最大的部位，又由于位于足的前部，因此也是最容易受伤的部位。重物打击伤常导致粉碎骨折或纵行骨折，同时合并趾甲损伤，踢撞硬物致伤多发生横形或斜形骨折。

二、诊断与骨折分型 ■■■

依据外伤史、临床表现、查体及X线检查可明确诊断。按照骨折线移位情况，可分为横断骨折、斜行骨折、粉碎性骨折。

三、治疗 ■■■

（一）固定材料

趾骨夹板：硬纸夹板由4层纸板折叠而成，根据患足的大小剪成长方形，前侧按照前足部形态剪成半弧形顺应脚趾前缘弧度，上下各一块。硬纸夹板的远端应超过趾骨远端，近端达跖骨中段。夹板的宽度由第1趾骨缘至第5趾骨缘。两块夹板的四个边角均修剪成圆弧状，表面浸湿备用（图7-6-1）。

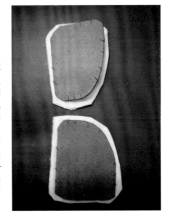

图7-6-1　趾骨夹板

（二）手法整复

助手固定患者足踝部，医生一手的拇指和食指牵引骨折部对应足趾，同时用另一手拇指和食拇捏住骨折近端。牵引足趾同时用拇指和食指分别捏住骨折处的内、外侧进行挤捏，以矫正侧方移位，再上下捏挤、推按调整掌背侧移位，即可复位。

（三）骨折固定

整复后予以硬纸夹板固定，趾间加薄棉垫，夹板下方放置棉衬垫。用绷带环形缠绕固定，必要时可从踝部以"8"字绕过，增加固定稳定性，防止绷带松脱。骨折固定4~6周，固定期间，患肢不负重行走，根据骨折端愈合情况酌情拆除外固定进行康复锻炼。

（四）功能康复

骨折外固定后，要适当抬高患肢，加强下肢肌肉主动收缩锻炼，以促进肿胀消退，防止肌肉失用性萎缩。拆除夹板后要主动活动足趾，配合中药熏洗和手法治疗，促进关节功能尽快恢复。

四、典型病例 ■■■

病例

李某，男，39岁。主因"撞伤致左足趾肿痛、活动受限7小时"来我院就诊。查体：左足第2趾及跖趾关节间肿胀明显，第2趾骨近节压痛明显，可触及骨擦音和异常活动，活动受限。左足正侧位X线片显示：第2趾近节基底骨折，骨折端向跖侧成角伴轻度移位（图7-6-2）。

诊断：左足第2趾骨近节骨折。

诊断明确后即予以手法复位，硬纸夹板外固定。患者仰卧，患足伸出床尾。助手固定患者小腿，医生以左手拇指、食指夹持第1足趾远端，顺势牵引，然后右手的拇指用力按捺推挤骨折断端成角处，使骨折复位。复位后趾骨间放置棉垫，骨折成角处放置压垫，然后将内衬厚棉垫的两块硬纸夹板分别放好，在夹板的外面均匀用力缠绕绷带。患足固定后拍左足正斜位X线片复查，骨折复位良好（图7-6-3）。

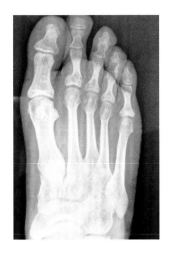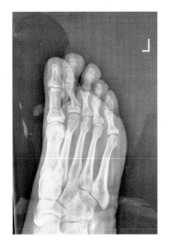

图7-6-2　左足第2趾骨近节骨折复位前

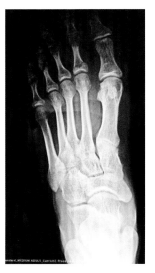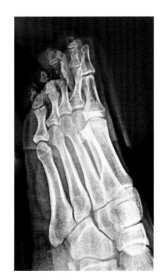

图7-6-3　左足第2趾骨近节骨折复位固定后

　　硬纸夹板外固定3天后复查拍片，骨折对位对线良好。以后每周门诊复查，调整外固定的松紧度，复查时如发现外固定松动，不松解外固定物，在原有固定外另加绷带缠绕，加压绑缚。每隔2周拍片复查1次。6周拍X线片见骨折线模糊，局部无压痛，拆除硬纸夹板外固定，练习足趾屈伸活动，并配合中药熏洗、手法按摩以舒筋活络，滑利关节，10周患足功能基本恢复正常。

五、专家点评 ■■■

（一）关于骨折的治疗原则

趾骨骨折为足部常见骨折，多为直接暴力损伤，以砸伤及撞伤多见，其中以第1趾骨骨折最为常见。趾骨因周围软组织较少，手法复位较易进行，多可采用非手术治疗。一般来说，骨折移位程度不严重，但对骨折移位明显者若不能及时纠正，后期出现可影响患者足趾抓地功能，对行走稳定性也会造成一定影响。

（二）关于手法复位

整复前要充分读片，了解骨折类型及移位情况、折线走行方向。趾骨骨折移位明显的往往肿胀明显，复位时因不利握持或打滑而导致牵引困难，可借助绷带捏握足趾后方便操作。

趾骨骨折超关节固定后一般不会出现明显的再移位。骨折复位标准要求不高，对位对线达到功能复位即可，不必强求解剖对位。对部分粉碎性骨折复位时要以归挤捋顺手法予以整复，大体形态恢复即可。

（三）关于骨折固定

骨折固定夹板松紧要适度，避免过度绑缚加压，以免引起足趾血运障碍。夹板固定后一定要露出足趾末端，便于观察末梢血运情况。因夹板固定时间较长，趾间均需放置薄棉垫或者纱布条，避免趾间皮肤因汗渍而溃烂。

（四）关于康复锻炼

骨折愈合拆除外固定后要进行足趾循序渐进的屈伸功能锻炼，可同时配合手法治疗和中药熏洗，以滑利关节、松解粘连。第1跖趾关节功能恢复非常重要，手法操作时以牵引下环摇、屈伸跖趾关节为主，可有效松解粘连。

主要参考文献

[1] 孟和，顾志华.骨伤科生物力学[M].北京：人民卫生出版社，1991.

[2] 顾雅君，孟和，刘颖.荷载对骨愈合影响的生化观察[J].中国骨伤，2000，13（6）：334.

[3] Lavine L S,Alan J,Grodzinsky D,et al.Electrical stimulation of repair of bone[J].J Bone Joint Surg,1987,69A(4):626.

[4] Kershaw CL,Cunningham JL,Kewright J.Tibial external fixation,weight bearing and fracture movement[J].Clin Orthop,1993,293:28-36.

[5] Sarmiento A,Mckellop HA,Llinas A,et al.Effect of loading and fracture motions on diaphyseal tibial fracture[J].J Orthop Res,1996,14;80-84.

[6] Cornell CN,Lane JM.Newesy factor in fracture healing[J].Clin Orthop, 1992,227:229-239.

[7] Frost HM.The biology of fracture healing[J].Clin Orthop,1989,248:283.

[8] 刘振利，顾云伍，张会生.小夹板固定对前臂微循环影响的实验研究[J].中国骨伤，1997，10（3）：20.

[9] 黄献民，邓木旺，钟祥章，等.手法整复治疗桡骨远端骨折357例[J].中国骨伤，2000，13（7）：388.